登山もお遍路も行っちゃう

糖尿病おじさんのワクワク元気法

上田昇司
谷川拓男

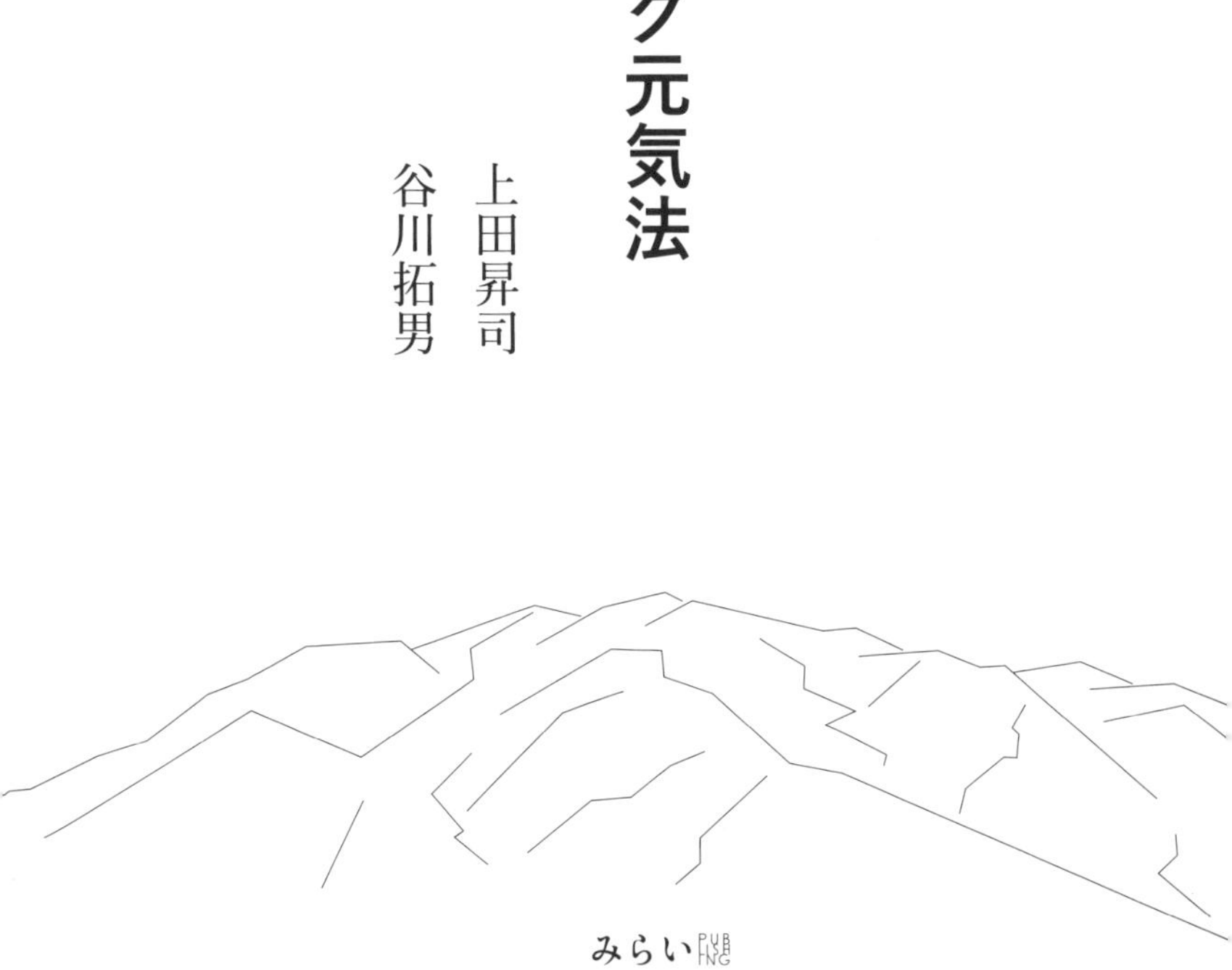

みらい PUBLISHING

「糖尿病おじさんのワクワク元気法」目次

第3章

糖尿病おじさんでも、お遍路に行ける！

はじめに

都会の大型書店、病気を克服した体験談が並ぶコーナーで、初老の小太りの男性が、なにやら本を探している。この男、中年のころから糖尿病を患《わずら》っており、今日は主治医から、

「血糖コントロールができていない！」

と、こっぴどく注意された病院からの帰りである。

「なんとか治療に対するモチベーションを上げよう」

そのために役立つ本がないか、物色しに来たのだ。

そこで一冊の本が目にとまった。タイトルに魅かれたのだ。

「『糖尿病おじさんのワクワク元気法』、登山もお遍路も行っちゃうってか？」

その本から発散されている、妙なエネルギーに引き寄せられるように、思わず手に取った。

どんな内容の本なのか、「はじめに」のところを開けてみた。

その瞬間、右の肩越しから大きな声。

「糖尿病は、怖くありませんよ！　糖尿病は、じゃまくさいけど！」

ビックリして振り返ると、自分と同じような背格好の、丸顔のおじさんがニコニコしながら立っている。自分と違うのは、その満面の笑顔と、メガネをかけていることだ。

「僕は、糖尿病になったおかげで人生が変わりました。人間だれでも病気になって、うまくコントロールできないことってありますよね。いったん落ち込んだとしても、また元気になれる方法を、この本はあなたに伝授しています」

「えっ、あなたはまさか？」

「そう、この本の著者の上田です」

そう言って、笑顔とメガネの丸顔のおじさんは、本の説明を始めた。

第1章　糖尿病は何もかもが、じゃまくさーい！

どんな人生でも、試練が押し寄せてきます。僕は糖尿病になって、症状に苦しみ、食事の管理や血糖コントロールが煩《わずら》わしくなって、仕事や夫婦関係に支障が出てきました。そんなエピソードを赤裸々に書いています。

第2章　糖尿病は「一歩を踏み出す」だけで百倍元気になる
ダイエットツアーに夫婦で出かけたり、金剛登山にチャレンジしたり。
ちょっとしたきっかけでも、すぐ行動に移してみると、身体も心もどんどん元気になれます。
芋づる式に引き寄せられてきた元気法が詰まっています。

第3章　糖尿病おじさんでも、お遍路に行ける！

金剛登山200回を達成したあと、体力を維持するために何をすればよいか、友達に相談したところ、〝お遍路〟という意外な言葉が……。

わー、お遍路に行きたい！　カツオのタタキを民宿で食べている姿を想像したら、1週間後には出発していました。そこで出会ったのは、人、空、海、花、詩……。

そこには、多くの気づきが待ち受けていました。

第4章　糖尿病おじさん　脱！　軽い運動・食事制限
糖尿病と付き合うために行うのは、軽い運動と食事制限だけで満足ですか？
もっとガッツリとした運動をするためのコツ、食べ方の工夫から、生活している中で気楽に元気になれちゃうヒントを紹介しています。

第5章　糖尿病が教えてくれた「自由に行動して人生を楽しむ元気法」
糖尿病だからといって、自由な行動を束縛されたくないですよね。僕がつかんだ前向きに生きるためのモットーを書きました。さらに、コーチングを受けることで、人生の主人公としての想いが加速していきます。

こんなふうに考えたり行動したりすれば、誰もが元気になれます。夢まで叶えられますよ。

第6章　「コーチング的対談」糖尿病おじさん×プロコーチ谷川
和気あいあいとした雰囲気の中で、苦しい時期を乗り越え、いろんな元気法に気づいていった過程を再認識できました。自分の人生を振り返り、これからの人生、どのように歩んでいけばよいか、大切な宝箱にそっとしまい込んだ言葉は、対談の最後に書かれています。

次にポケットから、几帳面に折りたたまれたA4の紙を取り出して、開いてみせた。
「時系列的には、この年表のとおりです」

糖尿病おじさんの年表

２００６年　サラリーマンからコンビニ経営者に独立
２００９年　２店舗目のコンビニをオープン
２０１６年　糖尿病を発症
２０１９年
4月　1店舗目のコンビニを閉鎖
6月　金剛山の連続登山を開始
9月　2店舗目のコンビニを閉鎖
10月　伊豆のダイエットツアーに参加
12月　自宅を引っ越し
金剛山２００回登山を達成
２０２０年
1月　本を出版する決意
2月　話し方の学校：谷川コーチと出会う
3月　四国お遍路歩き旅　出発
4月　四国お遍路歩き旅　結願（40日間）
谷川コーチと初めてのコーチング
5月　高野山《こうやさん》奥の院で満願

6月　農園で自家栽培
2021年　2月　本を出版

「この本が単なる体験談や健康本と違うのは、僕の体験した内容を、第三者である谷川コーチが多角的な視点で、解説をしてくれているところです。

共感、承認、提案だけでなく、とっておきの秘策をお話していただいています。

それは僕にとってだけでなく、読者の方にも大いなる勇気づけになるはずです」


「ほう〜」

メガネをかけていない方の小太りの男が、本を手に取ったまま感心していると、今度は左の肩越しから、甲高い元気な声が浴びせかけられた。

「ただいまご紹介に預かりました、私が谷川コーチです!!」

そこには、髪の毛は若干薄くなっているが、色の浅黒い精悍なおじさんが、これまた、はちきれんばかりの笑顔で立っていた。

「私はそれぞれの章の終わりに登場します。
第1章では、医師としての糖尿病の解説、
第2章では、セミナーの先輩としての気づき、
第3章では、お遍路経験者としてのガイド、
第4章では、ウルトラランナーとしての共感、
第5章では、プロコーチとしてコーチングセッションの紹介を書いています。
第6章は対談です。読者の方がさらに知りたいところを意識して質問しました。本編では語りつくせなかったところも引き出せれば、と心がけましたので、より深い気づきがあると思います。

おじさん二人が力を合わせて書いたワクワク元気法！
この本を読めば、糖尿病であっても、いろんなことでへこむことがあっても、きっと元気になれますよ！」

左右に立つおじさん2人に挟まれた男は思った。
本の内容はともかく、こんな、とびっきりの笑顔になれるかもしれない。
男はレジに向かった。

第1章

糖尿病は何もかもが、じゃまくさーい！

糖尿病おじさんのじゃまくさい日常

皆さんは、ご飯を食べるとき、カロリーや糖質を気にしますか?

食べ物を考えなくてはいけないような生活を経験したことはありますか?

例えば、身長と体重から1食の摂取カロリーを計算したり、さらに食べる順番まで決まっていて、それを毎日守らないといけなかったりするような生活です。

大変ですよね。僕は経験あります。経験あるどころか、糖尿病である僕はそんなガンジガラメの生活と、一生お付き合いしていかなくてはいけないんです。本当にじゃまくさい話です。

特にじゃまくさいのが次の3点です。

1. カロリー制限
2. 糖質制限と血糖測定
3. インスリン注射

まず1つ目、カロリー制限についてです。

日本には、美味しいものがどこへ行ってもあふれています。それに、レストランやファストフード、コンビニのおかげで、いつでも食事にありつけます。

しかし、ひとたび糖尿病になれば、身長と体重から1食の摂取カロリーを計算して、それにおさめなくてはいけません（※計算式は22ページの後半に記載しています）。

僕の場合は530キロカロリー。鉄火丼、牛丼ミニサイズ、カレーうどんに相当します。ちなみに、僕が大好きなかつ丼は893キロカロリーで論外です。毎日3食、カロリーとの戦いです。

コンビニでは売れ残った商品は廃棄されますが、店長時代の僕は、もったいないので、売れ残りのコンビニ弁当を毎日食べていました。それらは、唐揚げ、ハンバーグ、パスタや焼きそばなど好物ばかり。もう、あのころのように好きな食べ物を好きなだけ、という食事はできなくなってしまいました。それどころか、カロリー計算や食べ物をよく考えなくてはいけないですし、毎日の食事に、制限があること自体が、うっとうしいものです。

2つ目にじゃまくさいのは、糖質制限と血糖測定。

糖質とは、3つの大きな栄養素「たんぱく質・炭水化物・脂質」のうちの一つ「炭水化物」の一部で、生き続けるため、身体を動かすために欠かせないエネルギー源です。炭水化物は、腸から吸収できる〝糖質〟と、吸収できない〝食物繊維〟に分かれます。糖尿病では、炭水化物のうちの糖質の方を、できるだけカットする食事法が勧められます。これが糖質制限です。

糖質をカットしようと思えば、食事のたびに、どんな食べ物が糖質を多く含んでいるかを考えなければいけません。

なんとなく食べていると、知らず知らずに糖質を多く含んだ食べ物を口にしています。油、砂糖、お菓子やジュースなどがダメなのは当たり前です。糖質制限に引っかかる食べ物は、食欲がアップして一気に食べちゃうので、血糖値も一気に上がり、口の中に爆弾を投げ入れて食べるようなものです。

糖質制限は、食べ方を工夫しても、効果が得られます。

その工夫とは、「食べる順番を守ること」と「ゆっくり食べること」です。

「食べる順番を守る」というのは、最初、野菜や、魚・肉料理をとることです。すると、胃の運動がゆるやかになり、食べた後の血糖値もゆるやかに上がります。それに、ご飯を食べるころには、すでにお腹いっぱいになったと感じているので、ご飯の量も減ります。

糖尿病になる前、僕は、一番食べたいものを、真っ先に食べていました。食べる順番は、例えば、唐揚げ→ご飯→味噌汁→野菜のように、油ものから先に、おまけに唐揚げにはたっぷりのマヨネーズ。

食事によって血糖値が上がると、脳はお腹がいっぱいになったと感じます。それには、およそ15分かかります。早食いの人は、脳が満腹だと感じるまでに、ガツガツと食べ過ぎてしまいます。

一方、よく噛んでゆっくり食べて15分経つと、脳がお腹いっぱいと感じる時間になってくるので、そのころに食べるご飯の量が、少なくてすみます。

糖尿病になる前の僕は、口の中に押し込んで、あまり噛まずに、数分で完食するほどの早さでした。コンビニで働いていたので、休み時間に食事をするのが普通で、できるだけ早く食べて、できるだけ早くフロアに戻る習慣がついていたためだと思います。

家でもその癖のままの早食いでしたので、よく妻から言われていました。

「そんなに早く食べなくても、おかずを横から取ったりしないから。もっとゆっくり食べたら」と。

こんなふうに、糖尿病になる前に習慣になっていた食事のとり方を、まったく違うように変える必要に迫られました。

糖質を含んだ食べ物かどうかを考え、〝先に野菜から〟って順番を考え、よく噛んでゆっくりと食べなければなりません。

なんて、わずらわしいことでしょう。

そして、糖質制限が効果的に行われているかをチェックするのが、血糖の測定。

これがまた、じゃまくさいことでいっぱい。

血糖値を測るための操作の手数が多い！　指に針を打ち、血液を出し、その血液を測定キットに付けるのです。量が少なかったら、結果がちゃんと出ないので、もう一回行わなければいけないこともあります。

妻とけんかをしたときでも、風邪をひいたときでも、毎日の測定は欠かせません。たまに身体がだるくなったときには、いつもの時間でなくてもチェック。血糖値が上がり過ぎていないか、逆に下がり過ぎていないか、詳しく調べなければなりません。

血糖値の範囲は、１００～１７０㎎／dℓを目安にしていますが、薬が効きすぎたり、食べる量が少なすぎたりすると、低血糖になることがたまにあります。身体の中の糖分が足りなくなると、頭がフラフラして汗が出て、身体が動かなくなるのです。動きたくても動けなくて、電池切れのロボットのような感じになります。

そのときは、ブドウ糖などで血糖値を上げる必要があります。僕はズボンのポケットやバッグの中に、いつもあめ玉を4つほど入れて、持ち歩くようにしています。もし低血糖になれば、すぐさまそのあめ玉を口に入れるのです。なめていると気持ちが落ち着いてきて、いつもの元気を取り戻します。低血糖がひどくなって、意識がなくなってしまうと怖いので、あめ玉を忘れないようにいつも心がけています。

逆に高血糖の場合、血糖値が上がっても、それ自体では、身体がしんどくなったりしません。しかし、上がりすぎると、いきなり倒れて病院送りです。低血糖になると、意識がもうろうとするのでわかりますが、高血糖になったときはかなり数値が高くなるまで症状が出ず、身体の異常に気がつきにくいのが、糖尿病のやっかいなところです。

それに、測る時間を定期的に変えなければいけません。

どうしてって？

血糖値は、食べる量やカロリーや糖質、食べる順番や早さなどによって、上がったり下がったりするからです。食事からどれくらい時間が経って血糖値を測るか、いろいろと測る時間を変えることによって、心がけている糖質制限に見合った食べ方をしているのかがわかるのです。

血糖値は、測ればそれで終わりというわけにはいきません。記入表に書きとめていかなければなりません。「2、3回分は覚えておいて、あとでまとめてつければいいや」、と思っていると、ずるずるとさぼってしまい、以前の数値を忘れてしまってつけられなくなります。だから、毎回つけていく必要があります。

このように、糖質制限と血糖測定には、込み入った決まりごとがいっぱいあるのです。

さらに3つ目にじゃまくさいこと。それがインスリン注射です。

僕の場合は、1日2回、インスリンを12単位注射します。

注射器を準備して、お腹を出して、おへその10センチ横ぐらいにアルコール綿で消毒してから、注射を打ちます。

簡単に書くとこんな感じなのですが、インスリンを注射するときに、たくさんある面倒なことを記します。（　）は、じゃまくさい度合いを10点満点で表しました。

1. 濁った液をまぜること（4点）
2. 注射針をまっすぐ取り付けないといけないこと（6点）
3. 空打ちしないといけないこと（5点）
4. 投与量のダイヤル設定（8点）
5. 打つ場所を考えること（10点）
6. アルコール綿で打つ場所を消毒すること（10点）
7. 注入後に数を数えること（7点）
8. 針を廃棄しないといけないこと（9点）

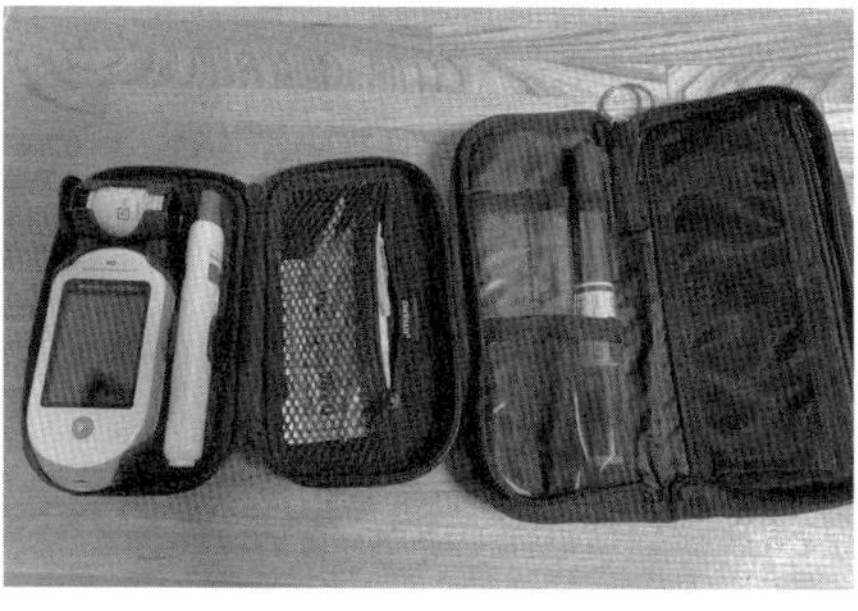

こんなふうに、糖尿病おじさんは、毎日毎日じゃまくさいことと付き合っています。

想像していただけますでしょうか？　来る日も来る日も、食べてはいけない物、食べる順番が決まっているわずらわしい食生活を。

そんなことを毎回気にして食べていたら、美味しいものを食べたいという意欲が、日に日に減ってきてストレスが溜まり、それが爆発してついつい食べ過ぎてしまいます。すると病院で医師に指摘をされ、「ちゃんと見直しなさい」と言われる。けれどまたストレスを感じて、やるべきことが守れない。

そんな堂々巡りの結果、「糖尿病は治らない」と決めつけている僕が形づくられていきました。だから、じゃまくさいカロリー制限も糖質制限も血糖測定もしなければならないし、インスリン注射からも逃れられない。そう、僕の日常は、完全に糖尿病のじゃまくささに浸りきっています。

「糖尿病は、つらいよ！」

※【一食の摂取カロリーを算出する計算式】

1食の摂取カロリー＝標準体重×体重1kgあたりの1日の必要カロリー÷3

（例）

身長170cmで体重75kgの事務職の会社員を例にあげると、標準体重は身長（m）×身長（m）×22で計算できるので、1.7×1.7×22≒64kg。この人の体格指数BMIは体重（kg）÷身長（m）÷身長（m）で計算できるので、75÷1.7÷1.7≒26です。これは「肥満」の基準に該当します。「肥満」で作業量が多くない事務職なので、体重1kgあたりに必要なカロリーを25kcalとします。

標準体重の64kgに25kcalをかけると、1600kcal。つまりこの人の現在の体重と生活状況に適した1日の摂取カロリーは、1600kcalと計算できます。1600kcalを1日3食で分割すると、一回の食事で摂取するカロリーは、約530kcalになります。

僕はこんなふうにして、糖尿病になっちゃいました

最初に僕が身体の異変に気づいたのは2015年の7月の半ば。口がやたらに渇くのと、おしっこの回数が多くなったときです。だんだん夏の暑さが厳しくなってきたころだったので、口が渇くのは、たくさん汗をかくせいかと思いました。しかし汗かきのせいではすまないくらいの渇きだったので、普段はあまり飲まなかった炭酸飲料を飲むようになりました。炭酸は口にいれるとシュワシュワっとして、気持ちも安らぎ、口の渇きが癒されるからです。最初は、1日500㎖ボトルで3本程度だったのが、来る日も来る日も口が渇くので、最終的には、1日10本に膨れ上がりました。

暇があったら飲んでいるような感じです。

おまけに飲料に含まれる炭酸が抜けるのが嫌なので、蓋をキッチリ開け閉めしていました。めんどうくさかったけど、仕方ありませんでした。

当時は糖尿病のことはよく知りませんでしたが、コーラをたくさん飲んでカロリーを取りすぎるのは、身体に良くないことくらいわかっていたので、ゼロカロリーを選んで飲んでいました。ゼロカロリーのコーラに含まれる人工甘味料は、血糖値を上げないけれども、糖尿病になるリスクを高める報告があることを後で知りました。

口が渇いてたくさん飲むと、20~30分に一回の頻度で、おしっこに行くようになりました。レジをしていても我慢ができないぐらいに多尿に襲われて、レジ作業ではないアルバイトやパートの方にいつも代わってもらっていました。代わってもらうことに気を使い精神的にもストレスは、高くなっていました。トイレという場所を連想するだけで、トイレの恐怖が襲ってきます。

当時経営していたコンビニのたった一人の正社員が退職したために、夜勤以外で夕方にも勤務をすることになり、過剰なストレスがかかっていたころで、それが発病の引き金になったのかもしれません。

そして症状が出始めて、最初の一ヶ月間でどんどん酷くなってきたのが、辛かったです。あまりの口の渇きに舌が痛くなることもしょっちゅうありました。

仕事では毎日、携帯電話を使ってお店とのやり取りを行っていましたので、僕にとって携帯電話は、なくてはならない必需品です。

漢字がわからない、道がわからない、何かを買うとき、値段を調べるときなど、いつもGoogleで検索する癖がついています。

早速、Googleで「口の渇き、おしっこ」を検索してみました。するといろいろなサイトに、「糖尿病の初期症状として、口渇と多尿がある」と記載されていました。

「これはいよいよ病院へ行かなければならない！」と思い、病院を探しました。これもGoogle検索。地域別にいろいろなタイプの病院がわかり、糖尿病の治療の患者さん評価の高い順番にランキングまで見られるようになっていて、便利です。その結果、自宅からあまり遠くない、総合病院に連絡をして、診察をしてもらうようにしました。

初めて受診した日、病院へ向かう途中で見た空は、明るく晴れてはいたものの、遠くには真っ黒な雲が横たわっていました。それはまるで、やっと口の渇きや多尿から解放される安堵感と、これから待っている病名宣告の不安、さらには今後治療と店舗経営の両立がちゃんとできるのかの不安が、心の中で入り混じっている気分を表しているようでした。

病名宣告については、間違いなく糖尿病だと診断されると思っていましたが、ほんの1％だけでも、糖尿病とは違うもっと簡単な病気であってほしいと思う気持ちもありました。なので、待合室で待っているときも心臓がドキドキするのがわかるぐらい緊張していました。

診察前に採血が済んでいましたので、診察のときには間違いなく病名が告知されます。学生時代に味わった、予想以上に悪い成績表を先生から渡される気分に似ていました。

検査結果を目にした医師から、おもむろに発せられた言葉は、「2型の糖尿病です」。

「やっぱりか～。これからどうしょう」

糖尿病になると、「教育入院」っていうのがあるんです。結構楽しかったんだ、これが！

糖尿病の宣告を受けて、がっくりときているところに、先生はさらに告げられました。

「血糖値は、350から400の値になっています」

それがどれぐらい高いのか、ピンときませんでしたが、非常に高いのだろうということは、先生の重苦しい雰囲気でわかりました。

「今すぐ入院してください！」

「えー！！！！」そこで、ことの重大さに気づくことになります。

さすがに当日の入院は、困りました。コンビニの営業は、24時間365日無休です。1日でも休むのはご法度だったので、頭の中が真っ白になりました。

そこで、3日の猶予をいただき、入院日を決めました。

とにかく、妻に電話で連絡しました。

「今、病院なんやけど、やっぱり糖尿病やったわぁ！　すぐに入院しないといけないくらい悪いって」

「そんなにひどいの？　お店は？　しっかりお店を維持できるの？」

僕の身体の心配もしてくれましたが、やっぱりお店の心配もしていました。仕事への影響は、後ほど書くとします。

さて、入院当日。

手続きを済ますと、4人部屋に案内されました。他の皆さんも糖尿病の患者さんで、年代はバラバラでした。ビックリしたのは、各部屋の横にトイレが一つずつ備えてつけてあったことです。

「みんな、おしっこが近いからかなぁ」、と思ってしまいました。


担当の看護師さんが病室にやってきました。

「糖尿病の入院プログラムについて医師からお話がありますので、あちらのお部屋で待っていてください」

「これから何を話されるのだろうか」すごくドキドキしていました。

口の渇きが一層キツくなっていたのを今でも覚えています。


医師から説明を受ける部屋に入ると、そこは4畳半ぐらいの狭さで、テレビと10冊ぐらい糖尿病の本が並んでいました。僕は隔離されてしまったみたいですごく心細かったです。

扉の裏で何やら医師と看護師さんが、打ち合わせをしている声がします。耳を傾けてみるものの、はっきりとは聞こえません。話の内容がわからないので、余計に緊張感が増してきます。

「何か嫌な告知をされるのだろうか？」

どんどんどんどん不安が広がります。

今思い出しても、ドキドキします。

ほんの数分の待ち時間でしたが、何時間も待たされたような気分でした。


医師が入って来られました。外来の先生とは違い、年齢も若く、穏やかな雰囲気の先生でした。説明の内容もわかりやすく丁寧でした。

「入院期間は1週間です。糖尿病のお勉強と生活習慣病に対する勉強を1週間かけてみっちりします。いわゆる教育入院です。もちろん3食とも病院食です。その間、検査を行って、血糖値の推移をみていきます」

説明の合間にはしばしば、「大丈夫ですよ」と優しく励ましてくれたことを思い出します。それによって、少し安心しました。

患者というのは不安なものです。「こんな先生ばかりなら、ありがたいなぁ」と思いました。

入院期間は1週間。

最初聞いたときは、すごく長く思えました。一日でも早く、お店に戻りたかったので。しかし、「たった1週間で、糖尿病の生活習慣が改善されるのか?」という不安も次第に広がってきて、初日の夜はあまり寝られませんでした。


入院した翌朝、少し眠かったのですが、午前中から、いよいよ糖尿病のお勉強です。

生活習慣について20ページほどの本を渡されました。食事制限の仕方や食事をする順番などが、わかりやすい4コマ漫画になっていて、理解しやすかったです。新しいことを知るのが大好きな僕は、ワクワクしながら学んでいきました。

それに、毎日の1日2時間の勉強が、入院生活のリズムを作ってくれたのもありがたかったです。


入院して3日間ほど、僕は天国にいるような気分でした。毎日決まった時間に起きて、決まった時間に寝られる、規則正しい生活。食事もキッチリした時間に配膳されます。睡眠も約9時間でたっぷり。これらは、コンビニで働いていたときには、考えられないタイムスケジュールです。

それに、3食の病院食はヘルシーそのもの。これを食べていれば、血糖値が下がるのは間違いない！　と安心できるような内容でした。だから、食事のひとときも楽しみになっていきました。

美味しさはさておき……。

最初は、入院したからといって、血糖値ってそんなに下がるのかなぁと、思っていました。けれど、病院食と、朝と夕方の毎食後に飲む薬、インスリン注射の効果によって、コントロールの目標値で「良」の範囲内に収まる150〜180㎎／dℓに下がったことには驚きました。

さらに日を追うごとに、トイレに行く頻度が少なくなり、口の渇きが普段の生活ぐらいに改善されました。「こんなに劇的に体調って変化するのだなぁ」と、これまた驚きました。

糖尿病の勉強では、「治療には運動することも重要だ」ということも知りました。入院すると生活は時間があり過ぎて暇だったので、病院の1階から4階まで歩いたり、外出して1日5キロ程度の散歩をしたりするのも、日課になりました。

「退屈な時間を減らせるとともに、治療効果もあるなんて、一石二鳥！」と、楽しみながら歩いていました。

これが後の金剛登山に向けての第一歩だったとは、このときはまったく知らなかったです。

1週間の入院生活を終えたとき、「学びも食事も運動も、楽しいことばっかりやん。薬での治療も効果的で、糖尿病に対して先行きは明るいぞ」と、満足感を覚えていました。

いける！　と思って退院したのに……。外来通院で大変なことになってしまいました

充実した教育入院から帰ったあとは、外来通院が始まりました。同じような調子でいけば、糖尿病も簡単に克服できると思っていたのですが……。

僕が選んだ病院は、規模の大きい総合病院だったので、血糖値以外の検査や全身的な精密検査もしてもらえるので、安心感があります。それに糖尿病は、しびれがでたり、目や腎臓が悪くなったりの、合併症が怖い病気なので、違う部位の症状を同じ病院内で対処してもらえるのがいいところです。実際僕は、眼科、皮膚科もこの病院で診察してもらっています。

ところが総合病院では、完全予約制なのに、待ち時間が半端なく長いのが難点です。予約した時間が60分を超えることもざらにあります。待ち時間は、携帯電話を見ながら、世の中

の情報をインプットすることに専念したり、お気に入りの本を読んだりしながら、時間をつぶしていました。

そんな間でも、頭をよぎるのは、お店のこれからのこと。

「あれもしなければ、これもしなければ……」

山積みの課題に押しつぶされそうになっているときもありました。


予約の順番が来ると、突然、バカでかい、大きな声で名前を呼ばれました。そう、それは外来の担当の先生の声。外の廊下まで聞こえるほどでした。

最初呼ばれたときには、その声にビックリして、

「は、はい！」とつられて、僕も反射的に大きな声で返事をしたのを、覚えています。

診察室に入ると、先生は、診察前に測定した体重、身長、血圧や、血液検査、尿検査の結果に目を通し、血糖値手帳に記載してきた血糖値や毎日の生活の暮らし方をじーっと見つめておられます。
その時は、テストの結果を待つ生徒の気分です。
「じゃー今日の結果を言うよ！」と、
もちろんデカい声で。ドキドキが最高潮になる瞬間です。

初めて会ったときから思っていたのですが、その先生の雰囲気や声が、以前働いていたコンビニのフランチャイズの社長さんによく似ていました。僕は、その社長さんのことを尊敬していたので、先生に褒めてもらうと、顔がにやけてしまいます。良い結果のときは誇らしく、口も滑らかに動くのですが、悪い結果のときはしどろもどろで、弁解じみた、取り繕うような言葉が並びます。

一度、毎日の血糖値の数値を記入するのがじゃまくさくて、記入していないことがありました。正直に言えなくて、先生に、「あっ今日は、血糖値手帳忘れました」と嘘をついてしまいました。けれどそんな嘘はすぐに見破られてしまい、大目玉をくらいました。先生は怒るときでも少しなまりがあるので、とてもチャーミングに聞こえます。怒られているように聞こえないときがあるのが、玉にキズです。

世の中の情報に惑わされて、先生の意見や治療法に疑問を持ってしまい、先生からのせっかくの指示を守らない事もありました。

YouTube動画で、糖尿病の治し方、食生活の見直しなどを見たり、ウェブサイトを読んだりして、自分勝手に糖尿病への取り組み方を変えてしまったのです。1日2回の薬を飲まなかったり、1日3食のリズムを1日1食にしたり。

「僕の治療法を守ってくれないなら、他の病院に行ってくれてもいいですよ！」

そのときは先生も、感情をむきだしにして怒っておられました。

さすがにチャーミングといっているどころではなく、心底ビビりました。きつーいお灸を据えてくださったのです。


診察が終わって、僕が待合室のベンチに座って、落ち込んで反省していると、看護師さんが隣に座られました。

「さっき先生すごい剣幕で怒っていたけど、これもすべて貴方の身体を治したい気持ちの証なのですよ」

気持ちをうまくなだめてくれたおかげで、改めて治療に取り組む決意がわきました。

病院もチームワークで、患者さんをサポートしてくれているのを感じた瞬間です。

「こんなサポートも、総合病院のように大きな組織の病院だからこそできることかもしれないなぁ」と、あとあと冷静になったときに気がつきました。

糖尿病おじさん、夫婦関係もじゃまくさくなる

糖尿病は、食事や運動、服薬や注射がめんどうくさい病気というだけではありませんでした。妻との関係も悪くさせてしまった、実にじゃまくさーい病気だったのです。

妻は従業員として、僕のコンビニで働いていて、糖尿病になった僕の影響を、24時間365日受けることになったのです。

そこでまず、その背景となる僕自身の就労状況についてお話しします。

コンビニ2店舗を経営しているときの僕は、経営の仕事と、現場の実務を担当していました。

まず、経営の仕事として管理するのは、以下の3つです。

1. 2店舗の売り上げ
2. 2店舗の人件費
3. 担当しているお店の品揃え

2店舗の売り上げ管理では、各店舗の1日の売り上げが、前年の売り上げより上回っているか、下回っているかを、1日、1週間、1ヶ月単位で調べます。賞味期限が切れた商品を処分するときに、廃棄の予算内でコントロールされているかもチェックします。前日に予算を超えてしまい、次の発注を抑えてしまった結果、売り場がガラガラになることもよくありました。

2店舗の人件費管理でも、予算内で運営ができているかを調べます。アルバイト、パートのみの人件費は、1店舗で月あたり105万円です。それ以外に、社員1名につき20万円の人件費が上乗せされます。クリスマスケーキを販売したときには、売り上げの3倍人件費がかかりました。店舗で働く人を増やしてクリスマスを盛り上げ、年末に向けてお客様と幸せを分かち合いたい、と思うあまりでしたが、経営的には厳しかったです。

担当しているお店の品揃え管理は、季節の商品の品揃えと、商品の陳列の順番などが、合っているかの確認です。レジに一番近いものはシーズン商品で、一番売れる頻度の高いものを一番見える棚に並べるようにします。季節の商品についての悩みの種は、売れ残った場合の値引きを、いくらにするかです。季節外れなので、通常の値段では、間違いなく売れなくなります。そこで、いつも半額以下にして、売り切ろうと努めます。売れても利益が薄いですが、やむをえません。

僕は、このような経営者としての仕事に加え、実務担当もあります。アルバイト、パートのみんなと一緒に、従業員としても働くのです。実務については、お客様の目にも入るところですので、皆さんにもイメージがわきやすいと思います。レジ、床掃除、トイレ掃除などです。

レジ作業は、お客様の商品のバーコードをレジのスキャナーで読み取り、売り上げを登録してお金をいただき、袋詰めをする作業です。混んでいるときは、お客様の異様なプレッシャー。「早くして！」の暗黙の目線に、「急がなければ」、と焦ってしまいます。

床清掃は、モップを使って丁寧に拭いていきます。作業に慣れるまでは、足腰がパンパンに張り、筋肉痛になります。

トイレ掃除は、便器や備品の補充など、作業時間を10分に決めて手際よく行います。不思議なことに、トイレ掃除をしているときにお客様からレジに呼ばれることが多いのです。だから、できるだけ早く掃除を終わらせるように、いつも心がけていました。

これらの〝表向き〟の仕事以外に、特に大変だったのは、クレーム対応です。

お客様が買ったお弁当の袋にお箸が入っていなかったために、「責任者を呼べ！　謝りに自宅に来い！」と、真夜中お店に電話がありました。

謝りに行くと、「弁当を食べるのに、お箸がないと食べられないだろう！　従業員に、どういう教育をしているんだ！」

クレームが延々と続き、2時間も、そのお客様の家から出してもらえませんでした。

2時間の監禁は、1度だけではなく、3度もありました。

そのころの接客業は、すべてにおいて、「はい！　すみません！」と完全なイエスマンでしたので、お客様の訴えの内容には関係なし。「謝罪がすべて」という時代でした。


このように、コンビニの仕事は、やることがたくさんあります。

そこで、開店当時から、妻にも仕事を手伝ってもらっていました。


実はコンビニの経営を始めるための契約をする際、妻に保証人になってもらうのを頼んだのですが断られ、すごくショックでビックリしたことを覚えています。

僕は地域の人たちに、いつでも便利に買い物をしてもらいたいという強い動機があったのですが、妻は経営難になったときに共倒れになることを心配したのです。

保証人になってもらうために、家事を手伝うことで、本当に真剣にやりたいことを理解してもらい、1ヶ月かかって、ようやく承諾してもらえました。

その上、サポートするために一緒に働いてくれたのです。


妻のお店での役割は、3つありました。

担当しているお店のシフト管理と、商品の仕入れの発注管理と、店内での実労働です。


シフト管理では、アルバイト、パートさんの勤務シフトを作成します。個人的に稼ぎたい方や、いきなり今日働けない方などの調整も日々行いますので、毎日あまり気が抜けなかったようです。

発注管理とは、お店のお弁当やおにぎりやサンドイッチなどの注文を本社にすることです。

実労働とは、従業員としてアルバイトやパートと一緒に働いていました。本当にありがたかったです。


開店して間もなく、こんなことに遭遇しました。

お店から電話があり、「夜勤のクルーさん（アルバイト）が、全員辞めたい」と言っているとのこと。

当時、僕を含めて5人で午後9時から午前6時までお店を回していました。一度に全員辞められると大変でしたが、引き止める手立てもなく、結局辞めていかれました。

その後1ヶ月は我慢をして、妻にも協力してもらいながら、なんとか頑張って求人募集をかけて人を集め、乗り切ることができました。

「辞めたい人が、たまたま一度に重なったのかなぁ」と、最初は思っていたのですが、アルバイトがなかなか長続きしないのはこのときばかりではなく、それからもたびたびありました。

何か原因があるのか、一生懸命考えました。

「そうだ、アルバイトを教える作業マニュアルがないのだ」

さっそく自宅に帰り、フランチャイズのルールブックを参考に、作業マニュアルを作りました。ところが、作業マニュアルがあっても、教える人がいません。誰がやるかというと結局、経営者になります。

辞めていく人はその後も時々あったのですが、作業マニュアルを用いて、地道に新人さんを教えていきました。

開店から2年が過ぎ、アルバイトスタッフが落ち着いてきて、お店の形がようやくできてきました。

しかし、喜びもつかの間、今度は一番長くいるアルバイトと最近入ってきたアルバイトとの格付けを、アルバイト同士で勝手に決めるようになります。

「わたしは経験が長いから、あなたはそれをしておいて」と先輩が言い、新人がしんどい仕事、汚い仕事を任され、先輩が何もしないというルールが、だんだんとできるようになります。

するとせっかく入った新人が辞めていき、また空いたシフトに、僕や妻が入るという要循環。

「会社の経営者は、お店を守り、働いている従業員を守ることが大事である」と、教わっていましたので、来る日も来る日も、シフトが抜けた時間に勤務をして、お店を回していました。最初にお店をオープンしてから3年目までは、僕も妻も、一度も身体を休める日はなかったように記憶しています。


こんなふうに、妻と二人三脚で、コンビニ2店舗を切り盛りしてきました。

そのころは忙しくてへとへとになっても、長い労働時間から解放されてから、二人でよく食べ歩きをしたものです。お互い食べることが好きだったこともあります。

会話が楽しく弾み、妻の相談にも積極的に話を聞いていました。

「これ、美味しいなぁ！　ほんまや！　お店の働いている人にお土産に買ってあげよか？」

と言って、楽しい時間を過ごしていたのですが……。

ところが開店から10年も経ったころ、僕は、糖尿病になってしまったのです。

そして、じゃまくさーい糖尿病にイライラを募らせていきます。一緒に頑張ってくれている妻に対しての態度や言葉までもが、荒々しく変わっていきました。

僕は性格的には、どちらかというと几帳面な性格で、整理整頓が得意なタイプです。一方、妻の性格はおおらかで、細かいことにこだわらないせいか、整理整頓が苦手なタイプです。

そこで僕は、妻ができていないことに、過剰に反応するようになっていきました。同じ間違いを何度もしつこく指摘したり、ときには、働いているアルバイト、パートの前で妻を叱りつけたり、怒鳴ることもたびたびありました。だから、働いているパート、アルバイトさんから見た僕の存在は、「怖い、鬼、厳しい」といったイメージ。職場の雰囲気はピリピリしたもので、最悪でした。

妻は、僕より4つ上の姉さん女房です。最初は妻も、僕の意見に対して、「それは間違えているよ」と、意見を言ってくれていました。しかし、糖尿病になり、どなり散らす僕に対して、だんだん口数が減っていき、返事だけをするロボットのような妻になっていきます。

僕は、絶えず一方的に、仕事や病気のことを妻に押し付ける、嫌な夫になっていきました。

さらにお店の中だけでなく、家庭においても、お店のことを話題に持ち出し、「なぜ同じ繰り返しをするのか?」と、一方的に妻を叱りつけ、妻の失敗を追及していました。

こうなると、もはや夫ではなく、ただの嫌な上司です。


こんな状態になるまでは、自宅でも妻とは同じ部屋で寝ていましたが、さすがにお互いが、別々の部屋で寝るようになりました。すっかり口もきかない仮面夫婦。


こんなふうに、糖尿病おじさんは、夫婦関係もじゃまくさくなっちゃいました。

ああ、寂しい……。

仕事もプライベートも大変になって、仕事を辞めることにしました

じゃまくさーい糖尿病は、夫婦関係だけでなく、仕事へも悪影響を及ぼしていきました。

勤務シフトへのしわ寄せ、不規則な食生活、頻回のトイレ通い。

それらからくるイライラが、誤発注を引き起こす。

それに対応するのが、またやっかい! もう、めんどうごとの宝庫でした。

まず、糖尿病のせいで、勤務シフトへのしわ寄せが起こります。
コンビニは24時間365日の無休営業で、仕事柄、休めない業種。
それを僕は、2店舗も経営していました。
だから初めて診察に行き、即日入院と言われたときも、真っ先に頭に浮かんだのは、
「勤務シフトをどうしよう!?」ということでした。
「僕が1週間も抜けると、どう穴を埋めればよいのか」

冷静になれず、考えがなかなかまとまりませんでした。とにかく行動しないと話にならないので、夜勤で働いているアルバイトやパートの方に、自分の病気のことを打ちあけ、代わりにシフトに入ってもらえるように、電話で一人ずつ頼みました。
病気のことを理解してくれ、助けてくださったアルバイトやパートの方には、すごく感謝をしています。

教育入院から退院して後、定期的な通院をするときでも、僕が抜けることで生じる勤務の調整に頭を悩ませます。コンビニの勤務は、アルバイトやパートの方が中心になっていますが、みんなの希望通りに、ピッタリとうまく、はめ込めません。

そこへさらに、僕が通院のために店を抜けるしわ寄せが加わるのです。

特に午後9時から午前10時ごろまでの勤務時間は、もともとなかなか埋まりません。そこで、経営者である僕がそこを埋めるため、自然と夜型の生活になってしまいます。

徹夜の13時間労働が毎日続くのは、かなりきつかったです。

そんな勤務をしていましたので、規則正しい食事なんてできる訳がありませんでした。糖尿病で最も重要とされる、カロリー計算なんか、じゃまくさくて、なおさらできません。さらに、お店で廃棄になった弁当やおにぎりやベーカリーなどを、好きな時間に食べていますので、糖質の管理はずさんなものでした。

話が少しそれますが、僕が初めてコンビニをオープンさせたときは、お弁当、おにぎり、サンドイッチ、デザート、ベーカリー、惣菜など、商品によっては、1日3回は賞味期限切れの商品を廃棄する作業がありました。金額でいうと5万円から8万円、ひどいときには、1日10万円分も出るときがあります。廃棄の商品すべてをお店が自腹で買い取るシステムです。想像がつきにくいかもしれませんが、2万円ぐらいの廃棄ならレジのカゴが3杯分です。当時、エコに対する意識は今ほど高くなかったので、すべてゴミ箱に捨てていました。今では、廃棄になる前に値引きされて売るシステムに変わっていますが、ほとんどのコンビニの経営者の方は、廃棄になったものを自宅に持って帰り、それを主食にしていると思います。

さて、コンビニで働いている間のご飯の食べ方は、休憩時間を利用して、お客様の目を気にしながらで、防犯カメラの前で立ったまま食べていました。どうして防犯カメラの前かというと、休憩するデスクからでは、防犯カメラの映像が見えにくいためです。

立ったままで食べているときも、レジが混むと、ピンポーン！

「カウンターに来てください！」よくあることでした。

ゆっくりと休憩時間がとれないので、廃棄になった弁当やおにぎりを、小学生のときの運動会のパン食い競走のように、早く食べて、噛まずに流し込む食生活をしていました。

ところが教育入院では、「ゆっくりとよく噛んで食べましょう」と正反対のことを教わりました。当然これをコンビニで実行していると、食事中にピンポーンと呼ばれる頻度が増えます。糖尿病の対策としてやっていることまで、いらだたしいことを引き起こすのです。

勤務時間中にじゃまくさかったのは、来る日も来る日も続いた、トイレとの戦いです。頻回にトイレ通いをするじゃまくささは前章でも書きましたが、コンビニで働いていて、特にじゃまくさいことになるのは、お店でレジを打つ作業をしているときです。

レジは通常二人で担当するので、相方のアルバイト、パートの方にいちいち声をかけなければなりません。一刻も早くトイレに駆け込みたいのに、了解を得てからになります。でもその間の彼らの仕事量が2倍になることは、本当に申し訳なかったです。おしっこなので一回あたりの時間はそう長くはないのですが、それがたびたびだから始末に負えません。すごく負担をかけていたなぁと思います。

「トイレに行くから」と言ってレジを代わってもらう頻度は、最初3時間に1回で、やがて2時間に1回、だんだんひどくなると30分に1回、そして最短は20分に1回のハイペースに変化してきました。

申し訳ない気持ちからストレスが高まり、イライラが募ります。するとレジだけではなく、他の仕事にも支障が出てきます。

例えば、デザートのシュークリームが、１００個も入荷されてきたことがありました。

10個のシュークリームの発注のつもりなのに、キーボードの0ゼロに指が2回あたり、100として入力されてしまったのです。

売り場では、一緒に仕事をしているアルバイトの方が慌てふためいて、

「オーナー！　すごい数のシュークリームが、着いていますよ！」

僕は、裏返った声で、

「えぇーっ！」と発注入荷済みのコンピュータの数を見て確認をします。

「あっちゃー！　やってしまった」

100個の入荷されたシュークリームが、すぐさま、「本日は10円引」のシュークリームに変更されます。慌てて段ボールを切り取り、自家製のPOP（広告）を描き、売り場に貼り付けます。

「シュークリームが、今10円引きなんですが、いかがですか？」

と、対面で売り込みます。それでも桁違いの入荷なので、売れ残ってしまいます。

こんなひどい発注間違いが、一度ではなく、ありがちになっていたんです。単に収益に影響が出るばかりか、余分に注文した商品を売りつくすのに精力を使わねばならず、ヘトヘトになってしまうのです。

そんなこんなで、糖尿病がもたらす仕事への悪影響と、仕事がもたらす糖尿病への悪影響が毎日続きました。さらには、寂しい夫婦関係のせいで、身体も心もボロボロになっていきました。

このままでは僕の人生は破綻してしまう。

ついに、14年間経営を続けたコンビニを辞める決断をすることになります。

お店の売り上げは順調だったのにもかかわらず……。

なので、閉店当初は、絶望感を覚えすごく落ち込みました。お店を手放すことになってしまって、まるですべてを失ったように感じたからです。

なにしろ14年間、地域のお客様に、便利と満足を味わっていただくよう、身を粉にして働いてきたわけですから。

しかし、ありがたいことに、僕はすべてを失ったわけではありませんでした。

再生の道が残されていたのです。

◆「糖尿病おじさんへの手紙」〈Dr.谷川〉

ほんと、糖尿病ってじゃまくさーい病気ですよね。

ここまで読ませていただいて、患者さんの日常生活、発症から治療までの取り組み、仕事への影響、夫婦関係、どれをとってもそのわずらわしさが伝わってきます。

医師の私とて、患者さんの私生活にかかわる話を直接聞く機会はほとんどないため、この度は、切実な状況をあからさまに知ることができました。

また、この本を手に取られた糖尿病患者さん達にとりましても、共感できるところも多かったのではないかと思います。

糖尿病と診断されたときは さぞショックが大きかったことと思います。でも糖尿病患者さんの数は想像以上に多いのです。厚生労働省「平成29年患者調査の概況」では総患者数（※）約330万人、その前年の「国民健康・栄養調査」では、糖尿病が強く疑われる方（糖尿病有病者）、糖尿病の可能性を否定できない方（糖尿病予備軍）は、いずれも約1000万人と推計されています。つまり成人の約5人に1人が、糖尿病か糖尿病予備軍ということになります。

このように、多くの患者さんがおられるのですが、病態を正確にご存知ない方も多いのです。そもそも「糖尿病」という病名自体が誤解を招きます。血液中の糖分を測定できなかったころは、おしっこに含まれる糖分にアリが群がって病気がわかったといわれているので、糖尿病というような病名がつけられたのでしょう。

確かに現在でも、尿検査は糖尿病患者を見つけるためのスクリーニング検査に使われます。しかし尿糖が認められるからといって、糖尿病とは限りません。腎臓で糖を排泄する閾値《いきち》が低下することによって、尿糖が出ることがあるからです。逆に尿糖が陰性でも糖尿病は否定できません。

糖尿病の病態として重要なのは、血管障害などの合併症が起こることです。これは、血液中の糖分濃度「血糖値」が長時間高く継続することによって生じます。そこで診断基準としては、血糖値や1、2ヶ月間の血糖値の状態を反映するHbA1cが用いられます。

血糖の単位はmg／dℓです。空腹時血糖の正常値は１dℓ（デシリットル）中１００mg未満であるのに比べ、炭酸飲料の場合、例えばコーラですと、１dℓ中11g（１１０００mg）の糖分が含まれています。つまり血液中では炭酸飲料の１／１００のレベルで調節していることになります。人間の身体は繊細ですね。

血糖値を下げるホルモンは、すい臓から分泌されるインスリンで、これのみで調節されています。

糖尿病はどのような成因で発症するかによって、「1型糖尿病」「2型糖尿病」「その他の特定機序、疾患による糖尿病」「妊娠糖尿病」の4つに分類されます。

「1型糖尿病」は、すい臓の細胞が破壊され、インスリンを出す力がなくなっているものです。

一方「2型糖尿病」は、インスリン分泌の低下やインスリン抵抗性をきたすいくつかの遺伝因子に、〝食べ過ぎ〟、〝運動不足〟、〝ストレス〟といった環境因子が加わって発症します。環境因子による肥満によって、インスリンが作用しにくくなるのです。糖尿病患者さんのうち、95％以上が2型糖尿病です。

日本人は欧米人に比べ、もともとインスリン分泌能が低く、軽度の肥満であっても2型糖尿病を発症しやすいと言われています。

とはいえ、コンビニで働いておられたころの食生活や働きぶりを読ませてもらうと、糖尿病の発症には環境因子のかかわりもかなり大きかったものと思われます。

最初に感じた自覚症状は、口の渇きとおしっこの多さでしたね。

これは、血液中の糖分が濃くなると、それを薄めようとして水分を飲むよう、身体が反応するためです。それで口が渇き、たくさん飲んで、おしっこが多くなるという仕組みです。


口当たりがいいので、人工甘味料の炭酸飲料を1日10本飲んでおられたとのこと。人工甘味料にはブドウ糖が含まれていないので、血糖値が上がりません。しかし味覚や腸内細菌層の変化を介し、糖代謝に悪影響を及ぼしている可能性もあるといわれているので注意が必要です。


飲むやら出すやらで、仕事にも影響が出て、じゃまくさーい辛い日々が続いたとは思いますが、「ほっておくといろんな合併症が出て危ないよー」って、身体が危険を教えてくれたのです。

症状があって受診したという人は約4割といわれ、症状がなくて、検診・人間ドックの検査で発見されたり、ほかの病気でかかったときに偶然発見されたりする方が約5割です。

このように、症状があって受診される方が少数派ですが、進行した合併症、例えば目が見えなくなって初めて見つかったという人もいるくらいですから、速やかに受診されたのは、すばらしいご決断だったと思います。

近くに総合病院があったのもよかったですね。合併症が起きやすい病気なので、確かに安心です。日常の血糖管理や投薬は、かかりつけ医へ行かれる患者さんも多いのですが、全身的なチェックが必要なときは、各科に紹介受診となるでしょう。その点、総合病院ではいろんな診療科に受診しやすくて便利ですよね。

厚生労働省が実施している「平成28年国民健康・栄養調査」の結果では、糖尿病患者の4人に1人は治療を受けていないことがわかっています。

しっかりと治療を受けてもらうために、初めて糖尿病と診断されたときや、血糖コントロールが不良なときには、教育入院が勧められます。教育入院の目的は、血糖の日内変動を確かめながら薬の種類や量を調整すること、食事や運動の自己管理を習得してもらうこと、糖尿病の知識を得てもらうこと、合併症の状態を詳しく調べること、などです。

教育入院された際、特にこわーい合併症の話は、印象的だったのではないでしょうか。

高血糖が持続しておこる血管性の合併症としては、最小血管障害と大血管障害があります。最小血管障害は、網膜症、腎症、神経障害などで、ひどくなると目が見えなくなったり、人工透析になったりします。

大血管障害は、虚血性心疾患、脳血管障害など命にかかわる病気にかかりやすくなります。神経障害や血流障害を基礎として免疫機能が下がって感染しやすくなることも重なり、足病変が生じることがあります。ひどくなると足が腐って切断される場合もあります。

また近年では、がんを合併しやすいことも明らかになっています。

急性合併症には、高血糖による昏睡、低血糖による昏睡があり、いずれも重症になると意識障害の原因になるので早急かつ的確な対応が必要になります。

糖尿病で、低血糖になるのは不思議かもしれませんが、治療が効きすぎたり、食事が少なすぎたり、激しい運動をしたりで、低血糖になります。低血糖は脳に障害をおこしうるので、高血糖よりもむしろ危険です。発汗、指のふるえ、動悸のような症状があらわれたときには、いつも持っておられるあめ玉をなめるように指導されているのはそのためです。

入院前は、過酷な労働と不規則な食生活をされていたご様子ですので、教育入院は緊急避難的な意義もあったようです。たっぷりと教育指導を受けて、治療に対して前向きになられたことと思います。

治療は、生活習慣を改善することが第一歩で、まずは運動療法、食事療法です。これについては本文中に詳しく書かれています。自分から積極的に取り組まないといけなかったことなので、印象深かったからでしょうね。

2型糖尿病患者さんで、運動療法、食事療法でも十分な血糖コントロールが得られない場合には、経口血糖降下剤が使われます。これにはインスリンの分泌を促進する薬、インスリン抵抗性を改善する薬、腸管から糖の吸収をゆっくりにすることで食後の高血糖を改善させる薬などがあり、個々の患者さんの状態に応じて選ばれます。

インスリン療法は、自分でインスリンを出す力がなくなっている1型糖尿病で適用となるのは理解しやすいです。

2型糖尿病においても、インスリン依存状態や、昏睡や妊娠例でも行われます。作用する時間によっていくつかのタイプがあり、これも個々の患者さんの状態で選択されます。

教育入院中から使用される場合には、注射の仕方や注射するタイミングの指導を受けることになります。

これらの治療のじゃまくさーい実態は、本文を読んでみるとよくわかりました。

さらにコンビニ経営とその店舗で働くことを両立されていた状況が、結果的に糖尿病を悪化させたようです。

一般に50人以上の労働者がいる事業所では産業医を置くことが義務になります。しかしコンビニの2店舗経営では産業医の選任を必要とする基準には当てはまらないでしょう。もし当時からお知合いになっていれば、そういう規定は度外視してでも、生活が不規則となりやすい就労シフトを調整すること、職場の信頼できる方に糖尿病のことを伝えてサポートしてもらうこと、食事時間を確保することなど、積極的にかかわることができたのになぁと思いました。

※総患者数：調査日現在において、継続的に医療を受けている者（調査日には医療施設で受療していない者も含む）の数を次の算式より推計したもの。

総患者数＝入院患者数＋初診外来患者数＋再来外来患者数×平均診療間隔×調整係数（6／7）

第2章

糖尿病は「一歩を踏み出す」だけで百倍元気になる

痩せたら儲けもの！ダイエットツアーに「とりあえず」行ってみたら（伊豆4日間）

「伊豆へ行く、ダイエットツアーがあるよ！」

コンビニを辞めてから1ヶ月後、コンサルティングの仕事に興味があり、滋賀へ研修ツアーに出かけたときのお昼休み、たまたま同席した講師の先生から、こんな話を聞きました。

仕事を辞めても、なかなか思うように体重を落とすことができず、主治医からは、「今の体重は重すぎるので、ダイエットした方がいいよ。しっかりカロリーコントロールをしないといけないよ」とも言われ、悩んでいたときでした。

だから、〝ダイエットツアー〟という言葉には、ピクリと反応してしまいました。

「ダイエットツアーの中でも特に人気があって、あまり予約が取れないんだよ」

（えっ、そんなに効果があるの？　なぜ、人気があるのかな？）

「夫婦で行けば、2人の仲がよくなる魔法のダイエットツアーなんだって」

それを聞いて、もう興味津々になってしまいました。


妻とは、コンビニを辞めたら、2人で旅行でも行こうかと話をしていたので、今まで行ったことのない場所に行くのを条件に、プランを探していたところでもありました。


早速スマホ検索。ダイエットツアーが行われる「やすらぎの里」と入力してクリック。

コースは3種類あり、1週間コース、3泊4日コース、1泊2日コースにわかれていました。

(こんな短期間で、本当にダイエットできるの?)

ちょっと疑いたくもなりましたが、1週間の教育入院で効果があったことと、夫婦仲が良くなるという魅力にも魅かれ、「痩せられたら儲けもの!」という感覚で、申し込みを決めました。


さすがに人気のダイエットツアーだけあり、予約がビッシリ入っていました。お部屋も一人用、二人用、洋室、和室など選べるようになっていて、僕たちは、二人用の和室を希望。うまく平日の予約が少し空いていて無事参加できることになりました。

当日は、大阪の自宅から伊豆まで、高速道路を使い、車で6時間半はかかりました。伊豆に着いたときには、長時間運転してきた僕の体力は、もうクタクタになり、ダイエットツアーする前に、「体重が減ったにちがいない」と勘違いしている自分がいました。

目的の旅館の近くにやってくると、周りは伊豆の別荘地みたいで、高級な旅館、ホテルが立ち並んでいました。高台の山の上なので、最高のロケーションです。すでに気分はハイテンションでした。

旅館に着いて、玄関で出迎えていただいたスタッフの方も丁寧で安心しました。体型がスマートな方が多かったのでダイエットの期待度も上がります。

お部屋に案内されて一番驚いたのは、テレビがなかったことでした。テレビがないことは、あらかじめ確認していなかったのですが、テレビがない生活もありかも、と思いました。この際自然と向き合い、世の中のゴチャゴチャした情報をシャットアウトするのも気分転換になるぞ、と思ったからです。

1日のスケジュールは、71ページの表のとおりです。

ヨガ、瞑想、柔軟体操、トレイルウォークや身体のマッサージなどが行われ、軽い軽〜い食事が提供されます。

ヨガ、瞑想、トレイルウォークは体験したことがなかったので、少し不安がありました。途中で、リタイヤしないかな？　それに、本当に軽い食事で我慢できるのだろうか？　本当にスリムになれるのかな？　そんなことも頭をよぎりましたが、ひとたび旅館のお部屋に入れば、すっかり旅行気分になっていました。

着いて一息いれると、さっそく身体のマッサージ。

運転の疲れで凝り固まっていた身体がほぐされてゆき、とても満足感が高かったです。

夕食は、15畳ぐらいある大広間に案内されました。ダイエットツアーに参加された方々と一緒に食べます。男女の比率は、8対2の割合で女性が圧倒的に多かったです。

年齢層は50代が中心で、30代の女性の方も少しおられました。

50代の女性の方の中には、

「旦那には嘘をついて、会社の慰安旅行だと言って参加しているんです」

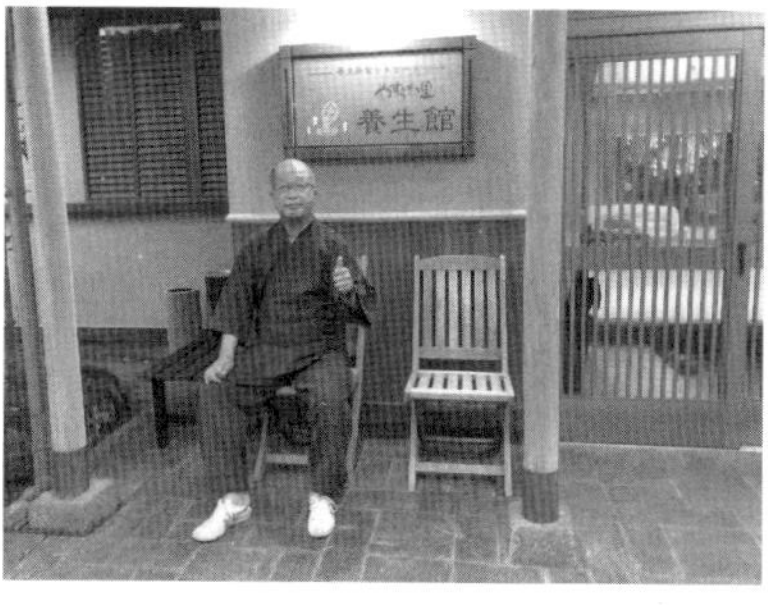

「今回4回目。バカンス気分なんですよ」という方もいました。

夕食のメニューは野菜スムージー。きれいなお茶碗によそられてきました。

スタッフの方から、スムージーに入っている野菜の説明と、食べ方を教わりました。

「スムージーを一杯ずつスプーンにのせ、口に中に入れてからすぐに飲み込むのではなく、何回も何回も歯で噛んで食べて下さい」

お茶碗の中のスムージーの量は、スプーンで6杯ぐらいの量でした。

「たったこれだけ？」

スムージーは、一瞬で喉を通り、胃袋に直球ストライクでした。

食後のデザートとして、一口サイズのマロンケーキといちご1粒のみ。これで夕食は終わりです。

「本当にこれで終わり？　もしかしたらデザートが、まだありましたよ！　とドッキリで出てくるのかな？」

そんなはずはありません。結局そのあと何も出てこず。

「これで今日の晩ご飯は終わりだ」と、自分に言い聞かせるのに苦労しました。

食べ足りない胃袋には、冷たい水をがぶがぶと流し込み、お腹を満たしました。

やっぱり寝る前には小腹が空いてきました。

しかし、おやつで持ってきていたピーナツを食べることも禁止です。


部屋での妻との会話は、口を開けば、「お腹減ったね！」

同じ感情を持ち合う、同志のような感覚がします。

「ダイエットツアー終わったら、なに食べる？」まだ始まったばかりなのに……。

でもこれも、一緒に未来の楽しみを共有できている、嬉しい感覚です。


その日の夜は、お腹が空いて寝つけなかったことを覚えています。

「お腹が空くってこんな感覚なんだ」ということを実感させてもらったダイエットツアーの初日。


そして、2日目の朝、目が覚めたのは、やっぱりお腹が減ったからでした。


2日目の食事の内容は、朝に野菜スムージー、昼は水だけで、夜は野菜の具だくさんの味噌汁。

これらのみです。

食事をとる部屋には、冷蔵庫があり、水分は、自由に飲んでよいことになっています。レモン水、ミネラル水、ホットなら紅茶もありました。

いつも水でお腹の減りを満たしていました。あまり食べ物を食べないと、頭が痛くなることがあります。そのときには、薄い糖分の入ったミネラル水を飲むと、頭の痛みが和らぎます。

毎日のスケジュールを淡々とこなし、1日中自然の営みの中に身を任せます。食べられないことがストレスですが、きれいな景色を見ることで、そのストレスを浄化していました。

私の一番のお気に入りは、ツアーに参加している方と一緒に行うトレイルウォークでした。午前7時から1時間程度、早歩きで散歩します。

以前から山登りをしていたこともあり、歩くことに関しては、少し自信がありましたが、場所が変わると、こうも歩きにくいのかが、よくわかりました。トレイルウォークは、列になって、早歩きで、山の茂みの中を歩いていきます。足場が整備されていない道もあり、うっかり足を踏み外すと捻挫するのでは？　と思いました。

足下をしっかり確認しながら慎重に、でも早歩きで列を乱さず進むのはなかなかハード。

何人かの参加者の方は途中でリタイヤするなど、朝の運動には、少しハードな感じがしました。

部屋では、本を読んで過ごしていました。

施設の中に、ダイエットの本が１００冊ぐらいはあり、それを持ち込んで読んでいたのですが、その中の本に、面白いことが書いてありました。世の中の一流と名のついた方は、意外にも食が細いというのです。芸能界でも、タモリさんやビートたけしさんも、一日一食の生活を実践しているようで、それでも慣れれば十分生活できると、その本には書いてありました。栄養のないものを３回食べるより、栄養のあるものを１回食べる方が、身体にはいいのかもしれません。


ツアーに来てから、毎日体重を測りました。

「ダイエットの効果が、本当に出ているのか？」

それを確認したかったからです。ちなみにツアーに参加したときの体重は81キロでした。身長が、１７０センチですので、超肥満です。


１日目はあまり効果がなく、５００g減っただけでした。

ところが３日目の朝には、なんと２kgも減っていました。

体重計に乗ったときは、ガッツポーズしました！

3日目の食事も、朝は野菜スムージー、昼は水だけ。

夕飯に、ようやく、小さな小さな玄米のおにぎりが2つ、お漬物と一緒に出ました。

それを見た瞬間、参加者から「オゥー」と、どよめきの声があがりました。

「やっと米が食べられる！」という喜びの声だと、僕には映りました。


僕は、その小さな小さな玄米おにぎりを、2個まとめて口にほおり込んで、自慢げな顔で食べて、満足感を得ようと思っていました。

なのにスタッフからは、

「決しておにぎりを一口で食べないように！　小さなおにぎりを箸で4つに分けて、一口入れる度によく噛んで、米粒を味わって食べてください」

と、くぎを刺されました。


まるで、エサを目の前にしておあずけをくらっている犬のような気分でした。でも、一粒一粒確かめるようによく噛んで玄米を食べ始めると、すごく甘くて美味しくて、意外や意外、全部食べ終えると、満腹感にひたれることができていました。

普段の僕の食事をするスピードは、だいたい5分で完食です。でもダイエットツアーでの食事の時間は、最低でも30分ぐらいかけることもあったぐらいです。

食べる量で満腹感を得るより、食べる時間で満腹感を得ることを学べたように思えます。


いつも日の出を見るのに、屋上にある露天風呂に入っていたのですが、最終日の朝、そこで体重を測ると、77kgに落ちていました。

81kgから77kgに体重が減りました。4kgの減量です。

その成果に、達成感と満足感がわいてきました。

いつもはいていている下着がユルユルに感じて、鏡でお腹まわりなどを何度も見ては、優越感も味わえました。


なんと妻は、僕以上の効果。

5kgほどダイエットできた、と言っていました。

頑張ったね！

夫婦で参加したダイエットツアー。

日の出の朝焼けから、日の入りの夕焼けまで、海、山の絶景が広がり、夜空もきれい。見たことのないくらい美しい自然の景色の中で、夫婦でお互いの身体のことを話したり、気づきあったりできました。ゆったりとした気分に加え、ダイエットという共通の目的が、夫婦の距離感を縮めてくれたように感じました。

帰りの道中、高速のインターチェンジで、軽く食事をとることにしました。

カツカレーライスを注文しましたが、半分も食べられなかったことにすごく驚きました。

4泊5日のダイエットツアーで胃が小さくなり、食が細くなったんです。

「痩せられたら儲けもの！」という感覚で申し込んだダイエットツアー。

単に痩せられただけでなく、夫婦仲がよくなり、食事に対する考え方も変わりました。

一歩踏み出してみることで、多くの成果が得られることって、本当にあるものなんだなぁ。

ダイエットツアー１日のスケジュール

6：30　目覚めのヨガ・瞑想

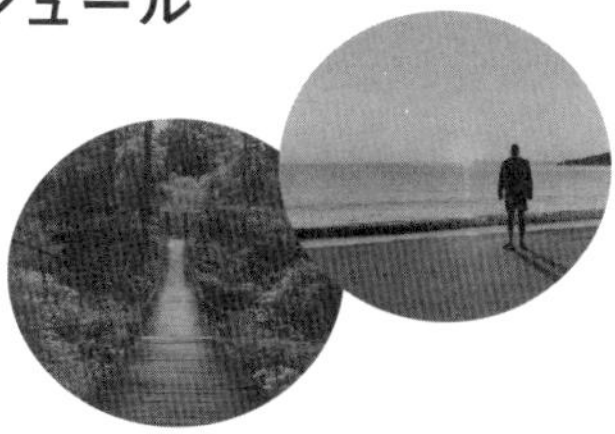

朝は日の出とともに、太陽礼拝のヨガ
鳥の声を聞きながらの瞑想で心も静まる。

7：00　トレイルウオーク

海沿いに続く、原生林の森の中を歩く。
変化に富んだコースは、脳の刺激になり、代謝もアップ。

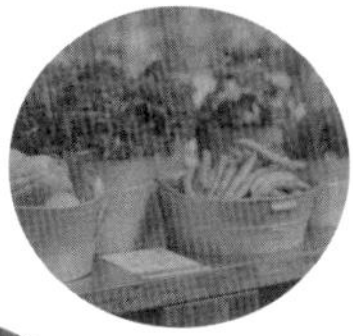

8：30　朝食（フレッシュ・スムージー）

フレッシュなスムージーで、しっかりビタミン補給。

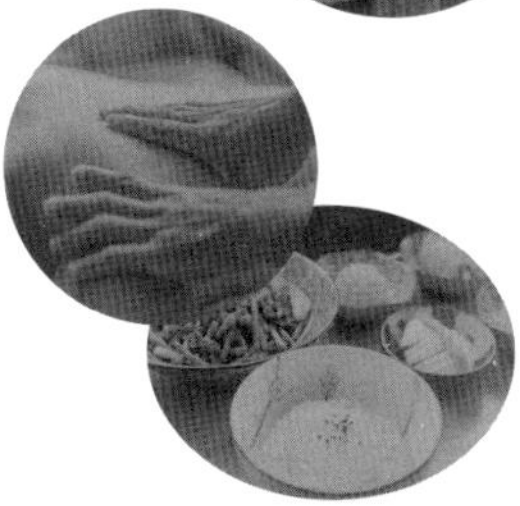

9：00　施術・セルフケア

木曜日はマッサージとカッピングが受けられ、
金・土曜日は自分で行う手当法があります。

11：00　昼食

噛むほどに味わいのある、玄米のおむすび。

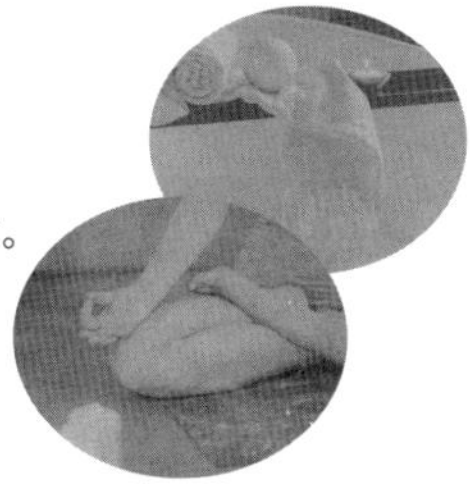

13：00　各自フリー

テラスでのんびり本を読んだり、温泉三昧、
近くのプールや海洋深層水のスパに行ったりと、
自由な時間もあるので、各自のペースで楽しめます。

17：00　ヨガや瞑想のプログラム

日替わりで、ヨガや瞑想、呼吸法などがあります。

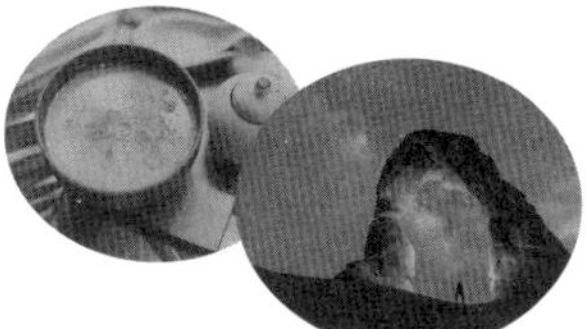

18：00　夕食

働いて空っぽになった胃に味噌汁が染みる～。
最終日は養生食のフルコースが楽しめます。

19：00　夜のリラクゼーション

夕食の後は安眠のためのリラクゼーションの講座が日替わりであります。

楽しそうなYouTubeの人に「ただ会ってみる」だけだったのに（予祝《よしゅく》～話し方の学校）

春のお花見、桜の下でたくさんの人が集まって、食べたり飲んだりして楽しみますよね。

なぜか、ご存知ですか？

それは、秋の豊作を祈って、春にあらかじめ祝う行事に由来しています。


夏の盆踊り、手をユサユサ動かして踊りますよね。

それは、稲が風に揺れて、たくさんの米が穫れるようにという願いを込めた動きです。


ことが成る前にあらかじめ祝い、ワクワクした気持ちを持ちながら、ことを成し遂げていく。

それが「予祝《よしゅく》」です。


「予祝」との出会いは、大嶋啓介さんをYouTubeで知ったことから始まります。

大嶋さんは、居酒屋「てっぺん」を経営するだけでなく、「日本中に夢を広めたい」という熱い思いを持って、講演家としても活躍されています。そして、日本で昔から行われている「予祝」という文化を、YouTubeを通じて発信されています。

「諦める、できない、絶対無理」などの言葉は、予祝では死語になります。すごい智恵だと思いませんか？

僕は、50数年生きてきて、そのことを初めて知りました。だから、夢が生まれたら、もうその夢が達成されたものとして祝い、ワクワクしながらその夢に向かって前に進み、豊かな人生を送りたいと思いました。そしてその「予祝」を人に伝える、「予祝講師の育成講座」を受けることにしました。

その講座で、僕は自分の夢を見つけることができるようになりました。そんな自分がすごく誇らしくて、背筋がピンと伸びるようなワクワクする感覚に変わり、身近な人に対して感謝する気持ちが、これまで以上にわいてきて、豊かな人生が送れている気持ちになりました。

一緒に授業を受けた仲間たちもみんな前向きで、他人の夢を絶対に否定しません。力強い仲間との出会いで、すごく勇気をいただきました。

「心の支えになってもらえるのは家族しかいない」と、当然のように思っていたのに、家族以外にも友達が支えになってくれる、という気づきが新鮮だったのです。

それ以来、学びのためにYouTubeを見るのが、日課になっていきました。特に自分にないものには、すごく興味を持ちました。人前でうまく話せたら面白いだろうとか、話を相手にわかりやすいようにうまく伝えられたら、きっと相手は喜ぶだろうとか。

つまり、積極的に人とかかわることについてのことが、一番の学びでした。

そんなときにYouTubeで強烈な印象を受けた人物に巡り会いました。鴨頭嘉人《かもがしらよしひと》さんです。

鴨頭さんは、大嶋啓介さんを講演家としての師匠と仰ぎ、9年前からYouTube講演家として活動を始め、今やチャンネル登録数が100万人を超すほどの超人気者です。鴨頭さんを最初に見たときの声の大きさやツルツルの頭のイメージは、すぐに脳みそに刻み込まれました。そして特徴的な外見を上回るくらい話の内容がすばらしく、自己啓発はもとより、コミュニケーション、スピーチ、ビジネス、どの分野でも忘れることができないぐらいのインパクトがありました。

来る日も来る日も鴨頭さんのYouTubeを何度も繰り返し見るようになってくると、「会ってみたいなぁ」という感情が大きくなりました。そして鴨頭さんを知って3ヶ月目、ついに、年の初めに行われる「スタートダッシュセミナー」に行くことを決めました。アイドルを追っかける1ファンのように、「とにかく生で見てみたい」という気持ちでした。

会場は、近所の大阪和泉。おかげで、妻も付き合ってくれました。会場に着くと、まだ開演まで時間があるのに、たくさんの鴨頭さんのファンの方が、すでに長い列を作っていました。

さらにビックリしたのは、フロアで鴨頭さん関連のグッズを売るスタッフさんの熱量が半端なく高かったことです。

後で鴨頭さんの講演会によく行く人に聞いたのですが、会場でグッズを売るスタッフの方は、すべてボランティアで、ボランティア・スタッフ、略して「ボラスタ」と呼ばれる方だということです。それどころか、通常の参加費以上の料金を支払ってるんですって！

それほどまで、講演会を盛り上げようとしている集団です。あまりにも鴨頭さんのことが好き過ぎて集まった、熱いスタッフさんたちです。

会場の雰囲気が最高潮になり、「生」鴨頭さんを目の前で見たときは、感動しました。スマホの中でしか会ったことのない人を目の前で見る感動は、テレビの中の芸能人を間近で見る感動と同じぐらいです。気持ちが昂《たかぶ》っていたので、講演時間の2時間半が、あっという間に感じました。

講演終了後には、ボラスタの方からチラシをいただきました。そのチラシには、鴨頭さんの「話し方の学校」についてのものも混じっていました。気持ちが昂っているときだったので、妻にその場で、「『話し方の学校』へ行ってみたいけど、いい？」と尋ねました。

妻は最初、首を傾げていました。

まずは、金額面のことです。入学説明会は手ごろな値段ですが、本講座1回あたりの受講料は、入学説明会の約10倍です。それが6回分になりますので、なんと入学説明会の60倍。こんな高額の講座に僕自身受講したことがなかったからです。

そして妻が次に懸念したのは、「本当に必要なのか、本当に行きたい理由はなにか」でした。「よく考えて判断した方が良いよ」と言う妻からのメッセージ。「鴨頭さんに会いたいから」との単純な理由で、妻を説得できないことは、僕が一番よくわかっていました。

それまで僕は、人にうまく気持ちを伝えることができないというトラウマを持っていました。最大のトラウマは、コンビニ時代、アルバイトが辞めたいと言ったときに、辞めないように説得ができきなかったことです。『あなたにはこんないいところがあるから、僕にはあなたが必要なのです』と、率直に自分の気持ちを相手に伝えられる能力を持てるようになりたいんや」と妻に伝えました。

また、「これからは、言葉を適切に選び、今以上に人と話すことが楽しくなるようになりたい」ということも、4日間かけて熱意を込めて説明し続けました。

そして妻も納得してくれて、晴れて入学することとなりました。

話し方の学校の初日、初めて会う方たちと話していて気づいたことがあります。

それは、同じ興味のある方とは、すぐにお友達になれる確率が高いということです。

特にそれを感じたのは、午後から4人1組になって「互いに褒めあうワーク」をしたときでした。

そのワークの目的は、「人とのコミュニケーションを図るためには、相手の関心に関心を持つ」ということです。

会ったばかりの方を褒めるという習慣はまったくなかったので、なかなか褒める言葉が出てこず、最初はすごくショックでした。けれど、頭の先から足の先まで舐めるように見ながら、一生懸命褒めどころを探してそれを伝えると、相手はどんどん笑顔になり、自分のこだわりを話してくれます。すると、聞いている自分も楽しく笑顔になり、相手の気持ちがわかるようになってくるのを体感できました。

実はこのワークで、この本の共著者の谷川さんと知り合うことができました。谷川さんは、話し方の学校の卒業生で、スチューデントアシスタント（SA）の立場で参加しておられました。僕たちのグループは、3人しか集まれてなかったので、急きょ助っ人に谷川SAが加わってくれたのです。

SAさんって？　鴨頭さんのお弟子さん？　と、少し緊張したことを覚えています。

さすがに谷川SAは、相手の良いところをどんどん見つけていき、質問を繰り出し、身振り手振りも加えて、笑顔で相手を褒めていきます。その褒める姿には、オーラが出ていました。最初に会ったときは、勝手に鴨頭さんのお弟子さんのような遠い存在として見ていたのですが、今ではコーチとして、自分の意識や行動を変えてくれる、身近な存在になってもらっています。

偶然の出会いであっても、後ですごい大きな影響を及ぼす出会いもあるものだなぁと思います。

そして、昨日まで他人で、顔も知らず話もしたことのない方と打ち解けて話せる「話し方の学校」の環境は、とても刺激的でした。スマホでのLINE交換で友達になり、より深く繋がれたり、家族や仕事のことなど、人生で大切なことを相談に乗ってもらったり、話を聞いてあげたり。

毎日の生活に活力を与えてくれました。

男性の場合、歳がいけばいくほど、友達を作る機会は少なくなり、孤立するという傾向にあるようです。しかしこのように、同じ興味のあることを学ぶ集まりに参加をすれば、意外と簡単に友達ができます。

もちろん気持ちが前向きで、楽しくワクワクした生活を過ごしていると、ストレスもなくなり、好奇心がわき、積極的に身体を動かして、さらに行動的に生活ができるようになります。

おかげで糖尿病もだんだんコントロールできてきて、快適に過ごせるようになりました。

最初は、楽しそうなYouTubeの人に「会ってみたいなぁ」という気持ちで、セミナーに参加しただけだったのです。それがきかっけで、「話し方の学校」に通うようになって、そこで谷川コーチと出会うことができました。おまけに、糖尿病も好転してきました。

本当に一歩踏み出すことって、大事ですね。

※この後に、「話し方の学校」ベーシックコースの第5講で開催された3分スピーチ大会の原稿を掲載します。

最後はウケました、快感!!

タイトル「話し方の学校で得られた価値」

皆さんこんにちは、ニックです。（ニックというのは、僕のニックネームです。将来妻とハワイに住むことが夢なので、ニックにしています）

話し方の学校で学んで得られたこと。それは、「思い込みの解消」でした。

そして、思い込みを解消して得られた3つの力についてスピーチをします。

1つ目、うまく話せるのは、「聴きチカラ」

話し方の学校に行くきっかけは、話すのがうまくなりたかったことです。しかし1日目の最初の授業のときに鴨頭さんから、「話し方がうまくなりたければ、相手の話を聞く『聴き力』をつけることが大事なんだ」と教わり、話すばかりの思い込みが解消されました。

2つ目は、できないことができた、「仲間チカラ」

話し方の学校に行ってから何を思いたったのか、四国八十八ヵ所お遍路歩き旅に一人で行くことを決断。お遍路旅の道中、毎日話し方の仲間から手厚い励ましの言葉を受け、元気をいただき、偶然にも話し方の学校の方にも、お遍路旅の道中でお会いできました。多くのトラブルで、途中もうできないと思ったこともあるお遍路歩き旅も、仲間の皆さんのおかげで88ヵ所すべて回ることができました。

3つ目は、言わなくても伝わるという思い込み解消！「感謝チカラ」

話し方の学校で、身近な人に感謝の気持ちを伝える宿題がありました。今まで口にすることがなかった妻への感謝の気持ちを言葉に出して伝える勇気ときっかけができて、夫婦間の絆が強くなり、お互いの距離感も一層短くなり、毎日の生活に笑顔が増えました。

僕が、話し方の学校で得られた聴きチカラ、仲間チカラ、感謝チカラを経験して学んだことや、仲間から勇気をもらったことを、自分以外の方にも伝えてみたい！という新たな気持ちが芽生えました。

そこで今年の自分の誕生日である12月12日に、本を出版することになりました！

新たに、自分の中に、「チャレンジ力」、が生まれたのです。私の学んだ思いのすべてを、この本に託します。この本を読んでいただきますと、きっと大きなパワーが得られます。

まだ1章しか書けてませ～ん！

人に勧められて「何となく」行った金剛山。意外や意外！　みんな〇〇してくれる

「金剛山に登ってみたらどうですか？」

「えっ金剛山？」（標高１１２５メートル。大阪府の南東部、奈良県との境にある山）

２店舗あったコンビニのうち、１店舗を閉める準備が終わり、ひと段落したころ、一緒に働いてくれていたアルバイトの方やお世話になった方たちと、〝お疲れ様の会〟を開いたときのことです。

僕は、派遣会社から採用して間もない、30代の男性と話をしていました。彼は無理なシフトをお願いしても引き受けてくれて、すごく頼りにしていた存在でした。また、一緒にシフトに入ることも多かったので、すぐに仲良くなっていました。

「最近あんまり運動してないしなぁ。何をやっても運動が続かないんやけど、なんかいいのないかな？」と、何気なくつぶやいたときに、彼は金剛登山を勧めてくれたのです。

彼が話してくれたのは、幼いころに父親に連れられて毎朝早く、金剛山に登っていた思い出です。

「単なる山登りでは、なかったんですよ。小さいころに何をしても続かない僕を、父親が毎日毎日、暑い日でも、寒い日でも、雨が降ろうとも、僕の手を引っ張って、山登りに連れていってくれたんです。最初は、嫌で嫌でたまらなかったけど、だんだん慣れてくると、なぜか楽しくなるんですよ。なぜかわからないけど……」

その「なぜかわからないけど」というフレーズに、未知のものを体験したいという魅力を感じました。それに「山登り」は僕の中では、ノーマークの言葉。だからこそ、余計に新鮮さも感じたのでしょう。

実は大人になったころに、一度だけ金剛山に登ったことがありました。

しかし夏の暑いときにヘトヘトになりながら登ったので、あまりいいイメージはなかったです。

この度チャレンジしようと思ったのは、タイミングがよかったからだと思います。自分が主に担当しているお店をたたみ、気持ちに余裕ができてきたときでした。

それに時期も6月、春から夏へ新緑が美しい季節で、気候的にも山登りをするのには、最適なシーズンだったからです。

金剛山は、大阪から電車とバスを乗り継ぎ90分程で登山口までいけるので、多くの人がハイキングに訪れます。コースは初心者から経験者まで、体力によっていろいろ選べます。

僕は当然、初心者コース。千早本道と呼ばれ、階段が多いのが特徴です。

1合目から10合目頂上まで、歩く距離としては6・5キロあります。


身体が慣れるまでは、3日に一度ぐらいボチボチ登ればいいやっていう気持ちで始めることにしました。


登山初日、午前3時に起床して、金剛山に登る準備をしました。

そんなに早く起きたのは、初心者なので、はやる気持ちがあったからです。また、金剛山を勧めてくれた彼が早朝に登っていたのもあったので、登山は早朝にというのがすり込まれていました。

そして当日は、あいにくの大雨。

妻には、「雨が降ってるんやから、明日にすれば」と言われたのですが、決心が揺らぐことなく家を出ました。と書けばかっこいいのですが、車で35分かけて、午前4時半ごろに金剛山登山口に到着したところ、いきなり激しい雨が降ったときには、「明日にしよか?」と思ったのも事実です。

激しい雨の日の早朝にもかかわらず、登山口の駐車場には、すでに5台ぐらいの車があり、ビックリしました。登っていかれる雰囲気からして常連さんのようで、年齢が、僕よりもはるか上だったことにさらにビックリしました。しかしそれが励みになり、僕も少し安心して登ることを決意しました。もし先客の彼らがいなかったら、間違いなく初日はパスしていたでしょう。

夜明け前の薄暗さに包まれた、霧の雨が降る金剛山を登りはじめました。

小さ目のポシェットリュックから出したレインコートを着て、一歩一歩、足を滑らせないように、ゆっくりと丁寧に登っていきました。

先客さん達について行けば、初日でもなんとかなると思いましたが、5分も経たないうちに、その背中は見えなくなりました。

この、駐車場から登山口の入り口まで、500メートルの坂道が一番きつかったです。

バケツをひっくり返したような雨で、傾斜が急な坂道は川のように水が流れ、先客に追いつこうと、いきなり気合いを入れ過ぎて登ったことで、バテてしまいました。

あっという間に、全身は、雨と汗でビショビショになりました。

大雨の中、雨宿りする場所もなく、開き直って登りました。

3合目にさしかかったところで、息が切れたので休憩していると、70歳ぐらいのシルバー登山の方たちが10人あまり、列を作って登ってきました。年齢のわりにお元気なのと、大人数なことに驚きましたが、そのとき、「毎日早朝から登山をする、常連の高齢の集団がいるぞ!」と聞いていたことを思い出しました。まさしくこの人たちだったのです。


見ず知らずの登山シルバーの方たちが、追い越していかれるたびに、「おはようございます!」「おはよう!」「雨が降ってるけど、頑張りや!」と、声をかけてくれるのです。

僕の登る後ろ姿をみると、初心者であることはもちろんわかるので、励ましてくださったのでしょう。


一段一段ゆっくり階段の横の木の手すりにつかまりながら、1合上がれば休憩の繰り返しで、やっとのことで頂上に到着しました。

慣れた方なら、90分で登れますが、僕は初日、2時間半かかりました。

初めて山頂にたどり着いたとき、爽快感がわいてきました。雨の日に登るのも、案外気持ちがいいことがわかったのです。身体の体温が高くなっているときの冷たい雨は、気持ちのいいシャワーのようでした。

そして、最初に味わった土砂降りでの登山のおかげで、その後、多少のトラブルでも、「あのときに比べれば」と、めげなくなったように思えました。

毎日毎日続けていくうちに、登山のよさを感じたことが3つあります。

それは、「自然とのふれあい」、「人とのふれあい」、「自分とのふれあい」です。

1つ目の「自然とのふれあい」。

自然からパワーをもらえている実感がありました。僕が一番気に入ったのは、山の空気がきれいで澄んでいることです。すがすがしい空気を吸いながら、鳥のさえずりが聞こえてくると、心地よい開放感を得られます。

もちろんいい天気のときばかりではありません。雨が降る日も雷が鳴る日もありました。でも雨を感じながら歩くなんて、日ごろ体験できな

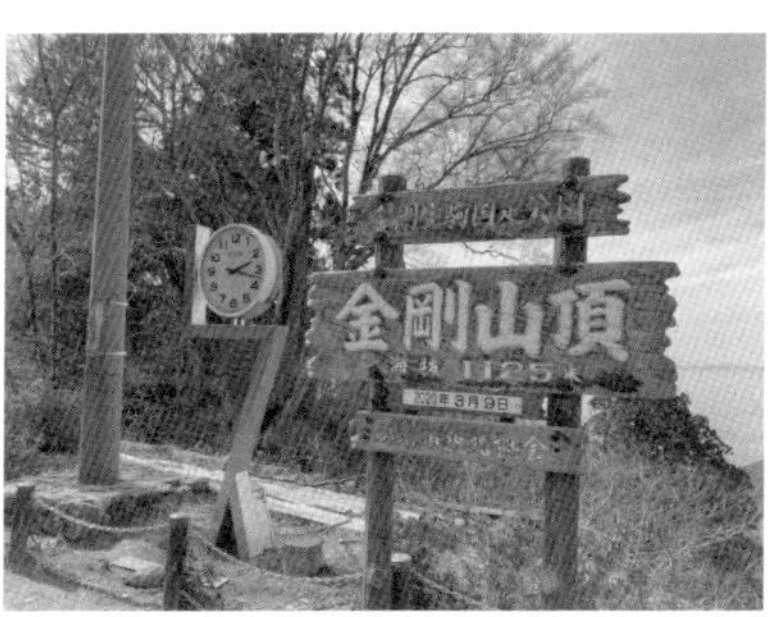

いことでした。

そんな状況のときこそ、自然と触れあえる大きなチャンスだと思って、登山に出かけました。

2つ目の「人とのふれあい」。

苦しいとき、人から応援されることが、こんなに嬉しいとは思いませんでした。それが力となって、ファイトがわき、頑張ることができました。

僕が金剛登山を続けられたのは、顔を合わせたら、お互いに声をかけあうという、山の習慣にハマってしまったからです。

大きな声で元気に挨拶する習慣がつくなんて、最高の喜びです。

「おはようございます！」、「こんにちは！」、「いってらっしゃい！」、「お疲れ様です！」と、顔の知らない方であっても、家族に挨拶するような感じです。

それに、いつも顔を合わす方の姿が見えないと、

「どうしたのかな？」と、それこそ家族を心配するように思うこともありました。

挨拶だけでなく、午前6時半ごろに、頂上から降りてくる金剛登山の常連組の方々からの、元気

な声がけと笑顔も嬉しかったです。

まだ慣れないころ、汗だくになりながら、金剛山のきつい階段を登る僕に、

「おはよう！　おっ、最近毎日登ってるお兄ちゃんやな！」

「今日は、5合目辺りに、きれいな水仙が咲いてるで！」

「少しは、慣れてきたか？」

「50回になったら声かけてや！　お祝いしたるわ！」

僕は毎日励まされ、癒されていました。


常連組の方々の年齢は、70歳から80歳ぐらいだとおっしゃっていましたが、肌がツヤツヤで姿勢が真っ直ぐで、力強く歩く姿は、実際の年齢よりも10歳以上は若く見えました。

毎日休まず金剛山を登り続けていれば、こんなに若返るのだろうか？　金剛山は若返りの山？と、不思議に思いました。


毎日同じ時間帯に登っていると、顔なじみになる方ができます。

ペースが合ったときなんかは、話をしながら一緒に登るのが楽しかったです。お話してみると、いろんな職業の方がいろんな目的で登られているのがわかります。

経営者の方は肥満を解消するため、引退した警察官は体力を維持するため、学校の先生は頑張った体験を生徒に伝えるため、研究者の先生は山の花や葉っぱを観察するため。

さまざまな人生を垣間見ることができ、見識が深まります。

土日になると、家族連れ、カップル、外国人の方にも出会います。

子どもに声がけすると、誇らしげに胸を張る子もいれば、照れ臭そうに親の陰に隠れる子もいます。どんな子にも、「頑張れー」と、応援したくなります。今まで常連組の方々に応援されるばかりだったのが、こちらに余裕ができて応援する立場になれたことに気づき、充実感が得られました。

3つ目の「自分とのふれあい」。

ここまで登ってきたんだという達成感です。初日はあいにくの雨だったので、下界の景色は見渡せませんでしたが、山の上

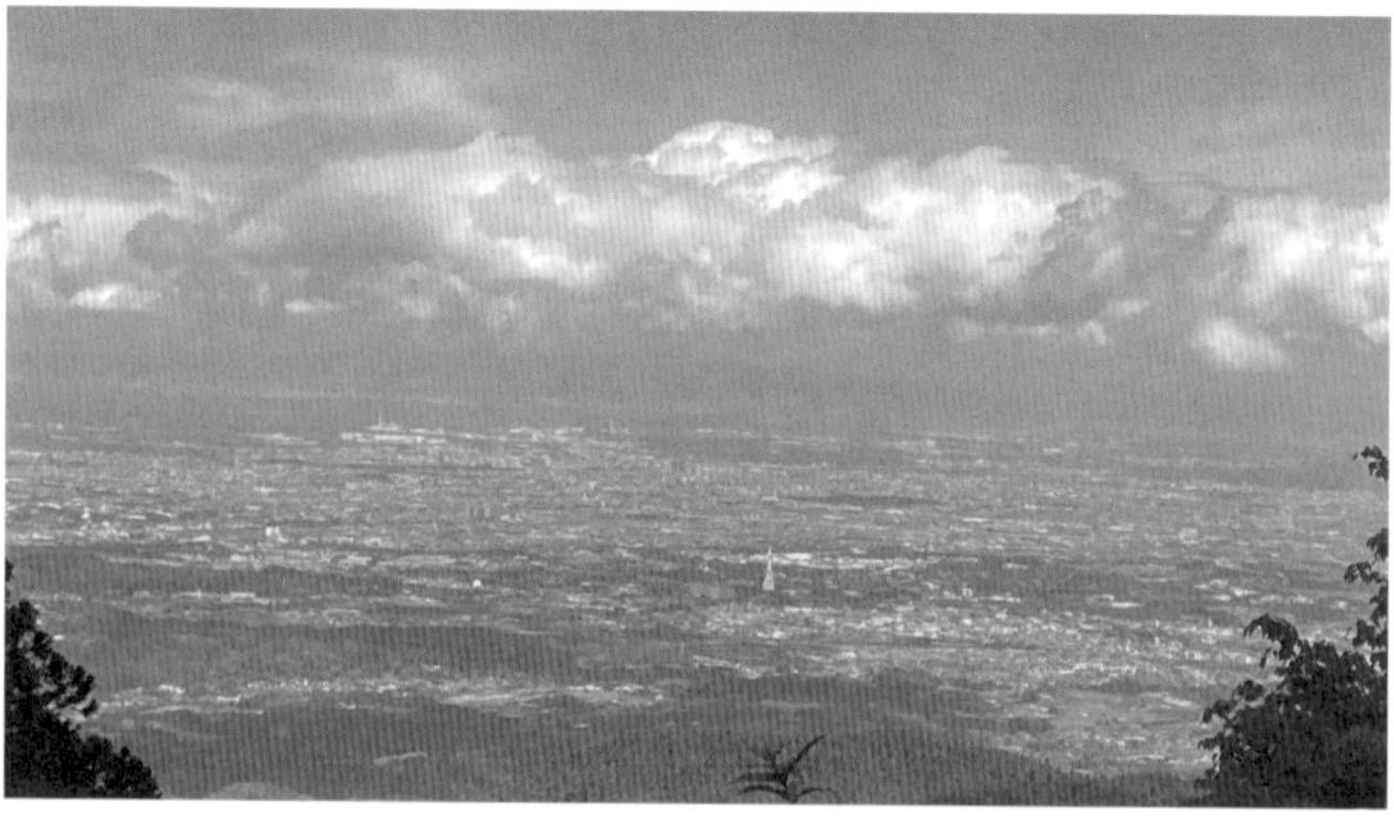

に立っているのだ、という実感は確かにありました。やればできるという、自分の可能性を信じる力がわいてきました。

金剛山の頂上では、スタンプカードにスタンプを押す場所があり、午前6時から午後5時ごろまで係の方が交代でいてくれています。

頂上にある大きな壁には、金剛山を何回登ったのかが記録されていて、50回から名前が張り出されています。最も多い方は、15000回です。

僕も、及ばずながら、10回、50回、100回と回数が増えていきました。

山登りに慣れてくれば、おのずから身体が軽くなり足取りも早くなります。100回近くになると、始めたときには2時間半かかっていたのが、60分も短縮され、1時間半で登れるようになりました。身体が引き締まると、登山に対するストレスも少なくなり、ついに200回、休まず続けて金剛登山ができました。

もともと飽き性の性格で、何をしても長続きしない僕。

特に体力的にきつい運動というのは、一般的にも長続きしないものです。

しかし今回、毎日午前4時に起きて5時から金剛山に登るようになり、それが続いたのは、「自然とのふれあい」、「人とのふれあい」、「自分とのふれあい」、この3つの印象が強かったからだと思います。

それにも増して、連続登山200回を達成できたのは、多くの人の励ましがあったから。毎日挨拶をしてくれた方、山登りの基本的なことを教えてくれた方、いつも顔を合わすと一緒に登ってくれた方など、すべての皆さまに感謝、感謝です。自己満足感だけでは、この200回は、達成できなかったと思います。

今まで生きてきた人生の中で、言葉では表せないような満足感と達成感を感じさせてもらいました。

あの日、知人から勧められた一言で、なんとなく始めた金剛登山。自然、人、自分とふれあうことの大切さを教えてくれました。糖尿病に対しても、効果的な運動療法になり、人並み以上の体力がつきました。そしてなにより、挨拶や声かけに抵抗感がなくなり、早起きして規則正しい生活をするようになり、毎日、活力あふれる生活が送れるようになりました。

一歩踏み出す行動が、僕の人生に大きな変化を生み出してくれたのです。

自然の豊かなところが身体にいい。そんな「思い込み」だけで引っ越してみたら、いいことがいっぱい連なり、またビックリ！

「これからも山登りを続けたいなぁ。そうだ、金剛山に近い場所に引っ越そう！」

コンビニの店長をしていたころは、職場の近くに住まいを置いていました。仕事中心の生活だったので、大変便利でしたが、店長を辞めたので、そこに住んでいる必然性がなくなってきました。

さらに、金剛登山の回数を重ねていくにつれて、健康的な肉体に変わり、精神的にも活力のある、新しい生き方に目覚めてきたのです。心身とも健康でいられるために、その根本となった金剛登山を、まず優先順位一番に置いて考えてみた結果、ひらめいたアイデアが「思い切って引っ越しする」でした。

妻に相談したところ、金剛山200回登山を達成した実績がものをいい、素直に受け止めてくれました。さっそく、物件を探しに、妻と二人で不動産屋へ。

特段あてがなかったので、最寄りの大きな駅である河内長野駅へ行きました。

そこで大きな不動産屋の看板を見て、直感的に「ここにしよ！」と決めました。

担当になった方は、入社1年目の新米君だったのですが、僕たちの働いていたコンビニにちょくちょく買い物に来ていたことがわかり、ご縁があるなぁと感じました。

「住みやすい場所を探しに、河内長野に来たんやけどなぁ」

「はい。住みやすい場所なら間違いなく河内長野ですよ！　夏になると虫の大合唱でお客様を迎えてくれますよ！」

物件を回る車の運転席から、バックミラー越しに僕たちを見ながら、一人でウケて笑っていました。

家探しの条件は、広さ、間取りなど。3部屋あれば大丈夫だと思っていたので、キッチン込みのワンルームでも住める覚悟はありました。

実際に見るときのポイントは、玄関から入って、まずは水まわりを確認して、そのままベランダを開ける。その時点の直感で、合うか合わないかを判断しました。

最初の3件は、すぐに不合格。

4件目は、玄関がきれい、台所がきれい、トイレが広い、日当たりが良い、山が見える！

新しくって、家賃も今の住居と比較しても割安で、みごと合格！

それになんといっても一番良かったところは、山までの近さです。金剛登山を優先的に考えたので。以前なら、金剛山の登り口まで、車で40分はかかっていたのですが、20分ぐらいに短縮できました。それによって、毎日散歩気分で、金剛山に登れるようになりました。

妻と一緒に山に登るようになったのも大きな変化です。このことが、最も嬉しい効果とも言えます。登山についての話題は、お互いの共通の趣味に関することなので、会話が弾みます。意見が一致したときなんかは、2人ともご機嫌になって、笑い声が以前よりも増えました。歩きながら話していると、登山以外の話題にも発展していきます。さまざまなことについて、普段から何を感じているか、何を考えているか、よくわかりあえているのが、夫婦にとって大切だと思います。

買い物など、それほど生活に困るような場所ではないので、車も売り払いました。歩いて移動するのが普通になりましたが、居心地は良いです！　それどころか、周りは山だらけで自然の環境に触れることによって、畑仕事をしてみる気持ちが生まれました。

友人から畑をしている方を紹介してもらい、会った次の日には畑の契約をしました。即断即決！

畑は家から歩いて30分くらいのところです。15坪ぐらいで、思っていたより契約料も安めでした。栽培しているのは、オクラ、とうもろこし、落花生、ミニトマト、ピーマン、里芋、菊芋、スイカ、サツマイモなど。

当然最初からうまくはいきません。教えてもらいながらチャレンジしています。野菜を育てていてわかったことは、手をかければかけるほどよく育ち、実がたくさんつくことです。野菜も人間と同じなんだと思いました。

今は金剛山に登ることが少なくなった代わりに、散歩がてらに畑へ行くことが日課です。

引っ越しは、生活環境を抜本的に変えます。

その分コストがかかったり、お付き合いしていた人が変わったりして、ある意味、不便やストレスを感じるようにもみえます。

しかし今回、健康を優先的に考えた引っ越しが、夫婦円満のきっかけになり、畑仕事の充足感を知ることに繋がりました。

とにかく一歩踏み出す行動をすると、どんどん変化が起こってくるのです。

もしおかしなことになってしまっても、またやり方を変えて再び一歩です！

◆「糖尿病おじさんとの出会い」

〈「話し方の学校」スチューデントアシスタント（SA）谷川〉

「はじめまして、よろしくお願いします!!」

上田さんとの出会いは、令和2年2月24日、東梅田の会議室で開催された「話し方の学校」（大阪校）7期ベーシック月曜クラスの第1講でした。

「話し方の学校」は、YouTubeのチャンネル登録者数100万人を超えた人気講演家の鴨頭嘉人さん（鴨さん）が学長を務めるスピーチの講座です。

ベーシックコース、アドバンスコースがそれぞれ半年間、月1回のペースで行われます。（講座は午前10時から午後6～7時までで、素敵な宿題もありますよ）

上田さんは生徒として、私はスチューデントアシスタント（SA）として、参加していました。SAは、アドバンスの卒業生が、引き続き割安で受講をしながら、会場の設営やセミナー運営の補助をする役割を担っています。

私は1年前に5期ベーシックに入学し、1ヶ月前に6期アドバンスの卒業スピーチ大会を終えたところで、初めてのSA体験でした。

午後から行われた褒《ほ》めワークのときに、「4人1組になってください」との鴨さんの号令がかかったところ、おっさん3人のグループがあと1人を探している様子。

グループ作りを手伝っていた私が、たまたま近くにいたので、そこに加わることにしました。

皆さん初対面同士で、やや緊張感が漂っています。

そこで、「SAが本領を発揮せねば」と、笑顔と明るい声で挨拶と自己紹介。

お互いのこだわりポイントを探して、興味をもって質問し、褒めあうワークが始まりました。

3人のうちお2人は、リーダーの風格が漂っていました。(話の流れの中で伺うと、ともに経営者の方たちとわかり、納得いたしました)

残りのおひとりが上田さんで、私の第一印象は、にこやかで柔和なおじさん。笑福亭鶴瓶さんに雰囲気が似ているなぁというものでした。本文にあるような、鬼のコンビニ経営者だった感じは、その時点ですでに見受けられなかったです。

私が上田さんのこだわりポイントとして褒めたのは、
「髪型がスッキリしていますねえー」（＝ほとんど坊主です）
「おしゃれなメガネしておられますねー」
「履きやすそうな靴ですねー」

それらについて上田さんは、楽しさのボルテージをどんどん上げて解説をしてくださり、私を含めたグループ全員に対しても、的確な褒めワードを連発しておられました。
おっさん４人が上機嫌になって、笑顔が絶えません。
傍から見たら、異様な光景にも映るかもしれませんが、「会社や社会全体が、こんなふうにコミュニケーションがとれるようになれば、ものごとは前向きに進んでいくのに」と思うひとときでした。

そのときには、上田さんから「金剛山を２００回も登ったお話」は出なかったです。私は市民ランナーで、マラソン大会はもとよりトレイルランニングの大会にも出場することがあります。例年４月には、大阪府チャレンジ登山大会36キロにて、大阪ダイヤモンドトレイルの二上山ー葛城山ー金剛山をめぐるルートに参加しています。

なので、金剛山頂の近くを走ることがあり、もしそのとき金剛登山の話題が出ていれば、盛り上がったこと間違いなしです！

金剛山の山頂には行ったことがないので、一度ぜひご一緒に登りたいです！

ちなみに私は、自称「日本一の走りバカ」。

走歴21年にしてフルマラソン１２３回と１００キロマラソン58回完走、「山口１００萩往還マラニック大会」２５０キロの部、13回連続完踏しており、２０１３年には、日本縦断走り旅として59日間で３１４６キロ踏破しております。仲間からは「超変態」とも呼ばれています。

ランナーが山を走るときには、気にかけなければならないことがあります。

それはハイカーの人たちへの配慮です。

山の中では、ランナーがハイカーを追い越すときも、すれ違うときも、接触しないように注意しながら、狭い山道を譲っていただかなくてはなりません。

上田さんが書かれているように、ハイカーの人たちは、挨拶をかわすのが当たり前。それに対し、ランナーは息が上がっていたり、すれ違うのが一瞬だったりするので、その意識は少ないかもしれません。

だからこそ、いっそう挨拶が重要になります。しかし、突然後ろから大きな声で挨拶して、驚かせてもいけないので、タイミングやトーンにも気配り。

相手との距離を適切に測って挨拶するのは、コミュニケーションにも応用されることで、学びになります。

また私は、トレイルランニングをするようになってから、街中のランニングでも、追い越すときも、すれ違うときも、挨拶をするようになりました。

「ゆっくりトコトコ挨拶ラン」をモットーに走っています。

私が上田さんと出会ったころは、金剛登山を200回も達成され、糖尿病も良いコントロール状態だったようで、コンビニ経営を辞められたころの、肉体的にも精神的にもどん底だったときから比べると、よくぞ回復されたものだと思います。

そのきっかけとなったのが、ダイエットツアーであり、奥様の協力が支えになっていたことが、本文を読んでよくわかりました。

その後、YouTubeを通じて大嶋啓介さんや鴨頭嘉人さんを知り、「話し方の学校」に通われたり、金剛登山200回に挑戦されたり、引っ越しをしたりで、どんどん良い環境を作って来られました。

「話し方の学校」の学長の鴨さんによると、人生を大きく変えたければ、次の3つのことをすればよいとスピーチされています。

「習慣が変わると人生が変わる。～3つのポイント～」https://youtu.be/-IaIchxgm_E

①住む場所を変える
②職業を変える
③会う人を変える

なんと上田さんは、これら3つとも実行されたのです。
コンビニ経営を辞めることは大きな決断だったことでしょう。
けれど会う人を変えたり、引っ越ししたりは、ささやかなきっかけから第一歩を踏み出したものが、どんどん二次的な広がりをみせていきます。そして金剛、友人の一言が、200回の偉業に繋がっていきましたものね。

鴨さんは、「芋の先には芋がついてる」理論というのもスピーチされています。

「願望実現が圧倒的に早くなる2つのコツ― 自分の人生は自分で決める」
https://youtu.be/Im1U58yrBOA

たった1つの目の前のチャンス（＝イモ）をつかむだけ。

とんでもない偉業をしている人でも、最初は目の前のチャンスをつかんだだけだし、結婚や子どもが生まれることも、たった1回の出会いのときに、次に会うことを約束した結果だということ。

1個目のイモをつかめば、イモづる式にどんどんいいことが繋がっていきます。

上田さんは、引っ越しをして農園を始められました。この理論が野菜に例えられていることに、不思議な「偶然の一致」を感じてしまいました。

このスピーチで紹介されている「願望実現が圧倒的に早くなる2つのコツ」のうち、もう1つのコツって気になるでしょ。それは「責めないこと」です。

途中で失敗したり、勇気がくじかれそうになったときに、自分を責めてしまうと、せっかく取り組んでいる行動をやめてしまったり、否定したりしてしまいます。

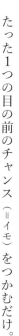

その点、上田さんは、まず第一歩を踏み出す「行動力」と、決して自分を責めることなく前進していく「継続力」が備わっていると思います。

本人的には、「飽き性の性格で、これまで何をしても長続きしなかった」と分析されていますが、それは一種のビリーフ（信念）であり、心理学者アドラーのいう、自分独自の「心のメガネ」を通して見ているものでもあります。

「話し方の学校」でも、〝自分を差し引かない〟ということを学びますものね。

この章では、思いきってコンビニ経営を辞められたあと、「芋の先には芋がついてる」理論で、上田さんがどんどん元気になっていかれた過程が描かれています。

そう、目の前にチャンスが現れたときに「一歩を踏み出す」ことを心がけただけで、あのじゃまくさかった糖尿病の影がすっかりなくなってきました。

さあ、いよいよ次章は、歩き遍路への挑戦ですね!!

第3章

糖尿病おじさんでも、お遍路に行ける！

ポンときっかけ、ちゃっちゃと準備

お遍路は四国遍路ともいい、弘法大師（空海）ゆかりの四国霊場八十八ヵ所を巡礼する庶民信仰の文化です。

「歩き遍路」の場合、徳島県の第1番札所の霊山寺《りょうぜんじ》から、地図で言えば時計回りに進み、香川県の第88番札所の大窪寺《おおくぼじ》まで、行程は約1200キロに及びます。

四国を各県4つの道場に分け、徳島県（阿波）は発心、高知県（土佐）は修行、愛媛県（伊予）は菩提、香川県（讃岐）は涅槃の道場といいます。この「発心」「修行」「菩提」「涅槃」は、仏界に入るための「四門思想」に由来しています。さすが、お大師さん。

徳島県（阿波）発心《ほっしん》の道場
高知県（土佐）修行《しゅぎょう》の道場
愛媛県（伊予）菩提《ぼだい》の道場
香川県（讃岐）涅槃《ねはん》の道場

そんなお遍路に行くきっかけも、友人の一言でした。金剛山の連続登山200回の目標を達成した僕は、気分的に一段落。身体を動かす動機がなくなっていました。

そこで、金剛山に行くきっかけを作ってくれた友人に、次なる目標を相談したときに、「お遍路の歩き旅はどう?」と提案があったのです。

その友人も、学生のころにお遍路歩き旅を経験したことがありました。

なにやら楽しそうだというだけで、チャレンジを決意!

そう、具体的にチャレンジしたかった理由は、本当のところないのです。

ただ、毎日同じ時間に、同じ場所に行くことを、当たり前のように毎日淡々とこなせた金剛登山の自信と充実感が、お遍路歩き旅に行こうという気持ちに、あと押ししてくれたと思います。想像する以上の、困難な荒修行が待ち受けていることを知らないままに……。

妻にお遍路の歩き旅に行きたいことを話したときには、最初は躊躇されました。

僕の糖尿病の身体のこと、行ったことのない場所を歩いてまわることに不安があったようです。

それに、2ヶ月間も家を空けることは、妻と一緒になってからはなかったからです。あと、本当に最後までたどり着けるかも心配だったそうです。

けれど僕には、金剛山の連続登山200回を達成した実績あり！

そのことが妻の不安を減らしてくれたのでしょう。最終的には認めてくれました。感謝感謝。


さあ、いつ出発する？

思い立ったらできるだけ早く行きたいのが、僕の性分です。これくらいの期間があれば準備できるだろうということで、〝1週間後〟にしました。


何日でお遍路を達成する？

お遍路歩き旅に行くにあたって、ざっくりと自分なりに計画を立てました。

行程1200キロ。時速4キロで1日8時間、約30キロ歩くとして、40日間。

ノートに宿泊地の予定を、Googleで検索して書き込んでいきました。

誤算だったのは、地図では山の険しさがわからなかったこと。

体験したことのない孤独感と斜面のきつさは、想像以上に困難なものでした。

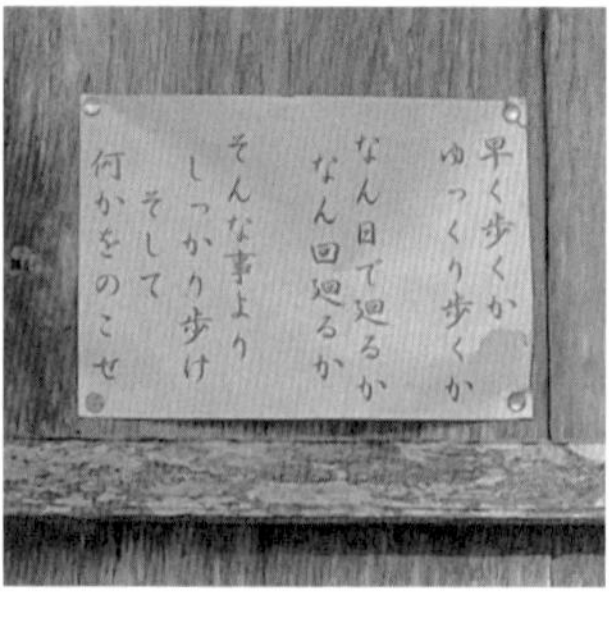
早く歩くか
ゆっくり歩くか
なん日で廻るか
なん回廻るか
そんな事より
しっかり歩け
そして
何かをのこせ

予算は？

宿泊代、交通費、食費込みで1日あたり約8千円として、40日分で35万円の費用を準備しました。

ちなみにお遍路をするには、歩き、車、自転車、バイク、観光バスなどの方法がありますが、歩きお遍路が、一番費用がかかります。


出発までの1週間、旅行に行くようなワクワクした気分のままで準備を整えました。

リュックサックに7日相当分の下着と着替え、そして糖尿病の薬とインスリン注射キットなど日用品を入れ、野宿も想定して、寝袋まで持ちました。

前日には頭を丸坊主にして、気持ちはもう修行僧になりすましていました。

形から入るのって、大事なのですよ。

徳島県（阿波）「発心《ほっしん》の道場」

発心とは、悟りを求めて仏道を行おうとする心を持つこと。

「阿波は、悶々とわき上がる煩悩と向き合い、それに打ち克つことを経験し、これから長く歩くための足固めをする地として位置づけられている。」（徳島県観光情報サイト阿波ナビより）

2020年3月16日の月曜日の午前6時に自宅を出て、10kgの重さのリュックを背負い、妻に近くの駅まで一緒に送ってもらいました。

雨降る中、これから大変な旅が始まることなど、これっぽっちも想像することなく、妻に「元気で帰ってくるから」と、言葉を残して出発しました。

高速バスで四国鳴門大橋を渡り、第1番のお寺である霊山寺《りょうぜんじ》に着いたのは、午前9時ごろでした。少し緊張した気持ちを落ち着け、まずはお遍路旅に必要な巡礼商品を購入するショップに入りました。

お遍路についての知識がまったくないまま現地に飛び込んだために、何を用意したらよいのかわからず、巡礼ショップにいる店員さんに、

「初めてなんですが、揃えてもらえませんか？」

と声をかけて、杖、袈裟、納経帳《のうきょうちょう》、数珠など、巡礼の標準装備を用意してもらいました。購入金額は、2万円程度かかりました。

装備を整え、晴れて霊山寺にお参りをしました。納経帳にはご朱印と、住職さんの手書きの墨書を、いただけます。費用として300円をお寺に収めます。

そこから順路に従って、2番極楽寺《ごくらくじ》、3番金泉寺《こんせんじ》を進みました。お遍路に行く前から、もう世の中は新型コロナウイルスが広がりはじめ、感染予防対策のまっただ中にいました。それにしても、お遍路を歩いて回る人とは、ほとんど出会うことがありません。「寂しい歩き旅になるのかなぁ」と、不安な予感がしていました。

ここまでは順路地図を持ち、それを見ながら歩いていたのですが、だんだん面倒になってきました。そこで、携帯スマートフォンのアプリGoogleに次のお寺の名前「大日寺《だいにちじ》」と入力して、その経路に従って歩くことにしました。

しかし、歩いても歩いても、4番の大日寺には着きません。結局60分で着くはずなのに、4時間半もかかって「大日寺」に到着。

えっ、第13番って書いてある!!

後で調べると、お遍路八十八ヵ所の札所には、大日寺という名前のお寺は3ヵ所もあり、スマートフォンが13番の大日寺の経路を表示したために、間違えてしまったのです。

あまりのショックで、ヘナヘナと座り込んでしまいました。

どうにか気持ちを立て直して、とりあえず納経帳にご朱印をしてもらってから、4番の大日寺に戻る決意をしたのですが、時間はすでに午後7時。今から歩いて戻ると午後9時半ぐらいになるので、お寺さんにタクシーを呼んでもらって引き返すことにしました。

余分な出費になるので、辛い……。

タクシーの運転手さんに事情を話すと大ウケ。

「お兄ちゃん、わからなかったら誰かに聞かんといかんよ！　初めての場所は、いろんなことが起きるけん！　用心した方がいいよ！」

と、優しく慰めてもらいました。

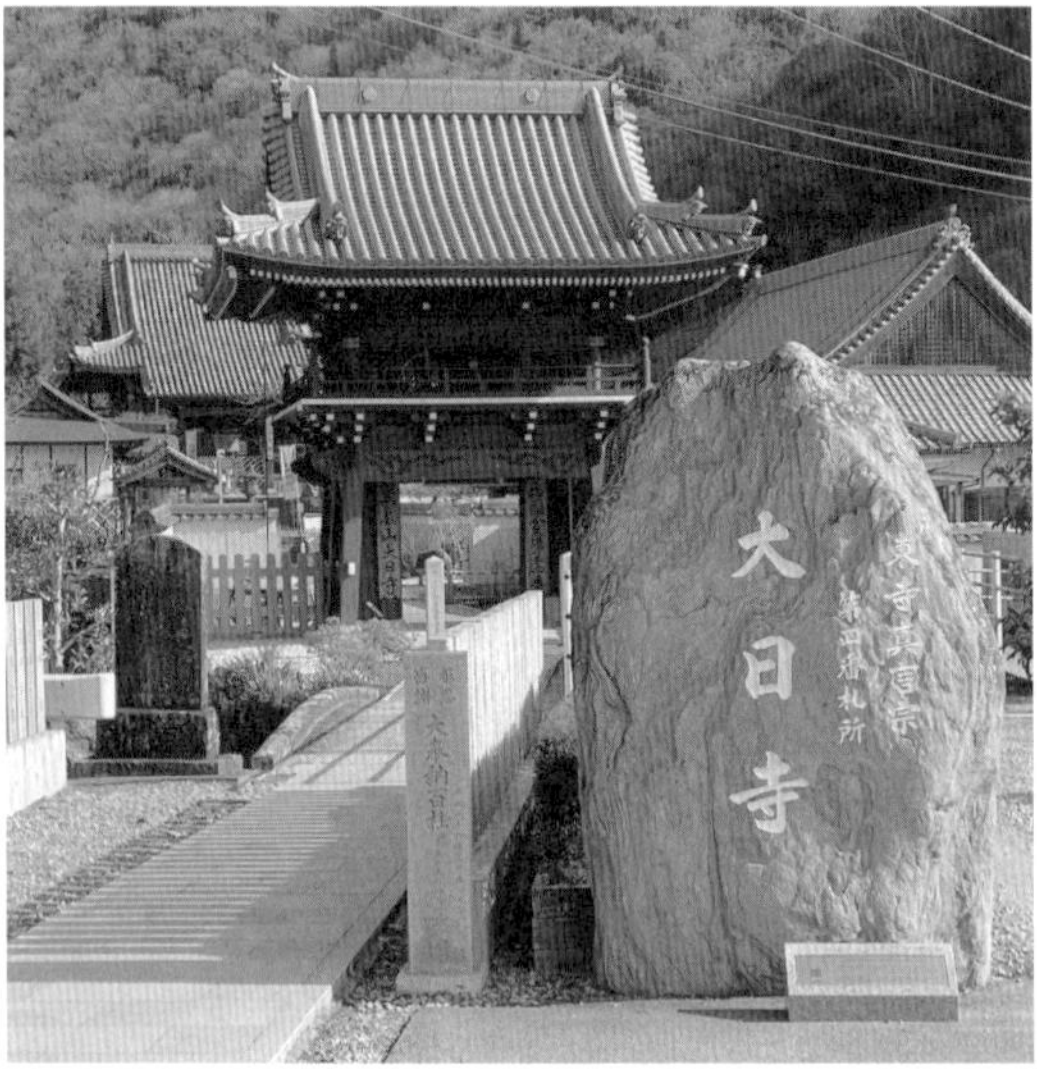

4番の大日寺

タクシーで30分ほどかかり、4番の大日寺付近に到着し、その付近で宿泊することにしました。初日でどこまで進めるか見当もつかなかったので、宿泊する場所も決めていなかったために、買っておいたお遍路宿泊施設一覧のマップを見て、近い場所の宿泊施設を電話で探しました。しかし当日の宿泊の申し込みは、コロナの影響もあり、何件か断られてしまいました。

今日、泊まる場所がない⁉　それも初日につまずくとは……。

「なんて計画性に乏しいんだろう」。今さらのように気づかされました。

しょうがないので、近くにある宿泊施設に、イチかバチかで飛び込み。

そんな経験、今までしたことはありません。

ドキドキしながら扉を開けて、

「今日、泊めてもらえませんか？」

「何軒か宿泊するのを断られたの？」

「はい！　ここが、だめなら野宿するつもりでいます」

「大丈夫ですよ」

本当にホッとしました。

「ありがとうございます」

温かく迎えてくださったことに、心から感謝の言葉がでました。

もし初日にこのお宿に泊めてもらえなかったら、最後までたどり着いてなかったかもって、今もそう思います。


そこは、お遍路さんがよく泊まる、いわゆる「お遍路宿」で、特に外国人のお遍路さんが、多く利用しておられるようでした。壁には英語で、宿泊のマナーなどが張りつけてありました。


僕が泊まった日は、ニュージーランドのリリーさんというお名前のご夫婦のお遍路さんと、イギリスの若いカップルが宿泊していました。

リリーさんご夫婦は、お仕事を引退されたくらいの年齢でした。

特に印象的だったのは、旦那様がニュージーランドの民族衣装のスカートをはかれていたことです。僕が不思議そうに、その旦那さんの民族衣装をじっと見ていると、僕の肩をポンと叩いて、慣れない日本語で説明をしてくれました。

お宿のご主人からも日本語を手伝ってもらいながら、汗をかきかき一生懸命に。

彼が発する言葉はまったくわからなかったですが、顔の表情や身振り手振りで、自分の民族に対する愛情の深さが伝わってきました。

その日の晩御飯は、近くのコンビニで弁当とお茶を買い、すぐにお宿に戻り寝床につきました。疲れていたのもあり、一瞬で眠りました。

泊めていただいた宿泊施設では、朝食を接待していただきました。

お遍路宿は、基本的に素泊りで、宿泊施設によりますが、朝食だけ「お接待」していただけるところがあります。

「お接待」とは、お遍路を旅する方に見返りを求めず、ものや食べ物を提供してくれることで、その習慣が、四国にはあります。実際、遍路姿で歩いていると、車から窓を開けて、「コレ持っていってください！」とお茶をいただいたり、果物をいただいたりします。

人の優しさに感謝する気持ちを、お遍路旅では大変たくさん味わうことができました。

その日も出立《しゅったつ》しようとしていると、宿の方がご親切に、

「前日訪れることができなかった4番の大日寺まで、一緒に歩いて連れて行ってあげよう」と、提

案してくださいました。

よっぽど、頼りなさそうにみえたのかなぁ。


その途中、お参りをするときのしきたりを教えてもらいました。

「お寺に着いたら、まずは手を水で清めてから、お線香とローソクを立ててお経を読み、そしてお札を入れてから、納経帳にご朱印してもらうのですよ」


4番の大日寺では、こんなふうにきちんとお参りして、ようやく5番の地蔵寺《じぞうじ》に向かうことになりました。そのとき、はっと思い出しました。

「最初に買った杖を、13番の大日寺に置き忘れてきた‼」


杖のない状態で歩を進め、11番の藤井寺《ふじいでら》の近くで宿泊しました。

翌日挑む、12番の焼山寺《しょうさんじ》までの13キロの登りの山道は、最初の「遍路ころがし」。

お遍路には、厳しい山道を通る場合があり、そういう難所は「遍路ころがし」と呼ばれます。

宿のスタッフからは「登りきれずにリタイヤする方が多い難所なので、必ず杖を持つことをお勧めします」と教えてもらいました。

焼山寺への山道へ入る途中に、杖がたくさん置いてある場所があり、そこには「杖をお持ちください」と書いてありました。これ幸い、手にしっくりなじむ杖を一本拝借しました。登り坂での足の踏ん張りに、やはり杖は欠かせません。今考えても、お遍路の中でも一番きつかった！

13番の大日寺はお参りが済んでいますので、飛ばして通過するつもりだったのですが、自分の杖を回収する用事ができ、弘法大師様が、「改めて順路通りに行きなさい」とおっしゃっているみたいに感じたので、再びちゃんとお参りすることにしました。

それからは、焼山寺からの杖と、回収した杖と、あわせて2本になったので、両手に1本ずつ持つスタイルで、お遍路を進むことになりました。

徳島県も終盤に差しかかったころ、毎日の歩きによって脚の疲労が重なるとともに、足の裏に異変が生じました。いわゆる靴擦れで、水疱がいくつもできてきて、歩くたびに激痛が走ります。このころは、宿泊施設を当日予約していたので、水疱の

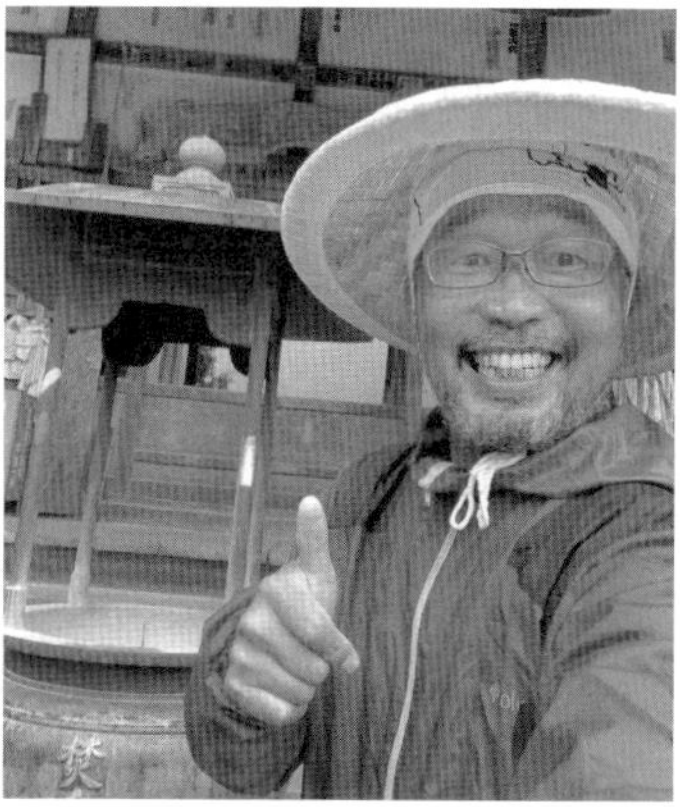

足をかばいながら、どこまで進めるかを考えないといけませんでした。

スタートして数日が経って、お遍路の歩き旅に慣れていない荷物の重さが身体にのしかかってきて、疲労や靴擦れなど、体調の変化が現れてきました。そして、精神的にも不安が出てきたのもこのころです。コロナの影響もあるのか、まったくと言っていいほど、他のお遍路さんとすれ違うことがなかったのも、不安感を増やしていきました。

そんな一人旅に、すごく勇気を与えてくれたもの。

それは、「道しるべ」です。お遍路姿のシルエットをあしらった看板、矢印のシール、遍路道と書かれた札、ガードレールに印字された法具のイラストなど。

主要分岐点には、2000本もの道しるべと、7000枚のシールが貼られているそうです。

それを頼りにして、ひたすら歩いていきました。

徳島県では、合計23のお寺を回りました。

発心の道場。お遍路のマナーやしきたりを学び、道しるべを頼りにひたすら歩いていると、旅の覚悟がだんだんできてきました。

体調と移動距離、それに伴う宿泊施設の予約、荷物や装備の選択など、優先順位を立てて動かないと、これからのお遍路旅は先へは進めないぞ、という覚悟が。

高知県（土佐）「修行《しゅぎょう》の道場」

高知県（土佐）は、青年空海が修行した室戸岬と、四万十川に近い足摺岬《あしずりみさき》があり、ともに霊地とされます。仏道を身につけて善行を積むといった精神的修練が必要となるだけでなく、札所の数が少なく、札所間の距離も長いため、肉体的にも厳しい修行の道場です。

土佐の雄大な大自然の中では、あらゆる束縛から解放されて、静かに自分を見つめなおすことができます。

お遍路8日目には高知県に到達。

高知県のお遍路は、お寺からお寺までの距離が長い！

四国4県のうち、遍路道の距離は最も長いのに、お寺の数は最も少なく16。

次のお寺には1日では到底たどり着けない、80キロ余りも離れたところが2ヵ所もあり、気が遠くなる道のりでした。まさに修行！

そして、徳島県終盤から感じ始めた「荷物の重さ」に悩まされます。

重い荷物のせいで、身体はボロボロ、脚の疲労がマックスになり、特に足の裏はマメだらけになり、一歩進むごとにヒーヒー言うくらい、半端なくきつくなってきていました。


そこで1つ、決断をしました。荷物を半分に減らすのです。


旅行をするときに、日本人はすごく荷物が多いと、海外の人から指摘されることがあります。

僕自身、お遍路に旅立つときは、最低限の荷物のつもりでスタートしたのですが、寝袋、衣類など、実際には要らないものがたくさんあることに気づきました。

そこで、生きて行くのに必要なものや、かさばらない軽い下着だけを残し、12kgあった荷物を6kgまで減らし、道中にある郵便局で自宅に荷物を送り返しました。


後から考えると、この決断のタイミングが、お遍路歩き旅を完踏するか、失敗に終わるかの、ギリギリの判断時期だったように思います。

それからは荷物が半分になったことで、すこぶる足の調子がよくなり、高知のお遍路歩き旅を満喫することになりました。

室戸岬を下っていく、海岸沿いのヘアピンカーブの道を歩いていると、僕の100メートル前を、しっかりとした足取りで悠々と歩いている人の後ろ姿が見えました。

その姿からは男性かと思ったのですが、近づくと、女性の方でした。

年齢は70歳前後ぐらい。背筋がピンと伸びていて、その日はすごく日差しがきつかったので、サングラスをかけておられました。

白いお遍路の上下の服装にリュックサックを背負い、菅笠を深くかぶり、手には杖を持っておられる、典型的な歩き遍路のスタイルです。

すれ違うときに僕のほうを見て、

「こんにちは。お勤めご苦労様です」

と、声をかけてくれました。

その方は、お遍路歩き旅を10回以上達成されている熟練の方で、今回は一人でお遍路を歩かれていました。

驚いたことに、その方は、地元の方と顔を合わすたびに、

「この度は、お遍路でお邪魔させていただいています。ありがとうございます」

と、声をかけておられました。


「なぜそのように地元の方に声をかけているのですか？」

と尋ねたら、ニコッと微笑み、

「歩かせてもらっているからですよ。あなたも私も、この場所を勝手にお遍路として歩いているわけだから、それは礼儀としてね」


関東のイントネーションでしたが、関西人の僕にとっても、すごく親しみを感じる話し方で、お遍路で為になるお話を、歩きながらいろいろ教えてくれました。


例えば杖の話。

そのころには、僕にとってお遍路を歩くときの必需品となっていて、もはや忘れようもなくなっていた杖。そんな杖を僕が引きずるようにして歩いていると、

「その杖は、弘法大師様なんですよ。だから杖を地面に引きずったりしてはだめです。一心同体な

んです。だから大切に扱ってください」

また、お遍路の先輩として、マナーをご指導してもらいました。

「信号無視はしないこと。困っている方がいたら必ず助けてあげること。今は修行の身です。誰が見ているかわからないので、気持ちをしっかり持って、これからもお遍路を最後まで全うしてください」

その方とは3時間程度一緒に歩き、次のお寺でお別れすることになりました。

人との出会いは不思議なご縁。少しでもタイミングがずれてしまえば出会うことはありません。何かに導かれて出会うことは、偶然ではなく必然なんだと、この出会いを通じて思いました。

高知で出会ったもう一人のお遍路さんは、外国の方でした。

ゴ・ゲンジュ君は台湾出身。

彼は僕同様、お遍路初体験で、ペースが合うので何日か一緒に歩きました。

20代前半の若者で、日本語もすごく上手に話し、

「2年前に大阪、北海道などでホームステイを経験して、日本の文化をもっと学びたい気持ちが強

くなり、お遍路の旅をしています」と言っていました。

お遍路途中で、台湾のコロナ事情が悪くなり、家族から帰宅しなさいと連絡が入り、お遍路前半で帰国されたのが残念でした。でも、自分の家族のこと、特に両親のことをすごく愛し、尊敬しておられるところが素敵な好青年でした。


高知県は、修行の道場。

きつい修行であるがゆえに、1日身体を休めることも必要であると学びました。

足摺岬で休む日を1日はさんだところ、偶然雨の日に重なり、大自然の風景の中、心身共にリラックスできたことは、すごく運が良かったと思いました。


日に日にお遍路の旅を重ねると、その日の自分の体調で、次の日どれくらい歩けるかがわかるようになってきます。修行の成果です！

愛媛県（伊予）「菩提《ぼだい》の道場」

「菩提」とは、煩悩の迷いから目覚めた悟りの智慧。覚・智・道などと訳されます。
歴史情緒漂う内子と大洲、久万高原の岩谷寺、歴史的名湯の道後温泉、西日本最高峰の霊峰・石鎚山のふもとを抜け、おだやかな瀬戸内海沿岸をめぐるルート上には、古いお遍路道もいくつか残っています。

さあ、長い長い高知の旅から、やっと愛媛県に突入。
どこまで悟りの境地に近づけたのだろうと思いながら歩き続け、YouTubeでも見たことがある道後温泉に到着しました。

さすが日本有数の温泉街には、立派なホテルが建ち並んでいました。
けれどコロナの影響か、温泉街はガラガラ。閉まっているホテルが目につきました。

観光気分で散策していると、ペットのワンちゃんをつれた白の割烹着を着た50代ぐらいの女性が僕を見て手を振り、こちらに来るなり、

「お遍路さんですよね？　歩きですか？　よかったらこれで、食事でもしてください」

と現金で3千円を手渡してくれました。


おもむろに女性の財布の中身を見たとき、驚きました。

千円札が300枚ぐらい入っていたのです。おそらく、その女性は観光協会の方で、お遍路さんを見つけては、地域活性化のために、お接待として現金を渡しているのではないか、と思いました。

僕の後にやってきた外国人のお遍路さんも、現金を受け取っておられました。


これまでのお遍路旅で、お接待として食べ物やお言葉をちょうだいすることはあっても、現金はさすがにありませんでした。だからとても複雑な気持ちでしたが、その土地でいただいたお金をその土地ですべて使えば、地域活性化につながると思い、温泉街で、温泉卵10個1000円とみかん5個200円で買いました。

残りのお金は、次のお寺でお賽銭箱に入れました。


お腹が空いていたので、温泉卵はすぐに3個食べて、次の日に完食しました。みかんは、その日に3つほど食べて、次の日に出会った女性のお遍路さんに2つお分けしました。

愛媛県といえば、みかんが有名ですが、お寺さんの前で無人販売としてよく売られていたのが、「文旦」です。夏みかんのような皮の厚いみかんで、10個で200円ぐらい。超お得です。でもさすがに10個は食べきれないし、重くて荷物になるので、実際買えなかったのが残念。それでも、お接待でいただいた文旦は美味しかったなぁ。

その甘酸っぱい味は、今でも忘れることができない、思い出の味になりました。

愛媛県で難所を体感したのは、標高750メートルの60番横峰寺《よこみねじ》に登ったときでした。四国の4月の中旬というのに、まさかの大雪に遭遇したんです。

自分の中でも、絶対に何があっても雪だけには遭遇することはないと、タカをくっていたので、すごくビックリしました。

地元の方に聞くと、「この時期に雪が降るのは、10年ぶりだ」とのこと。

少しぐらいの雪なら、どうってことはなかったのですが、山を登るにつれて、どんどん雪の積もり方が多くなっていき、横峰寺に着いたときには、20センチはゆうに積もっていました。

横峰寺に着いて、住職さんからありがたーいお言葉、「運が良いですよ！　この時期に雪が降ることはめったにないから、記憶に残るお遍路歩き旅になりますね！」

雪の山道をエッチラオッチラと大変でしたが、なんだか得をした気分になりました。

愛媛でも、外国人のお遍路さんに出会いました。

ドイツ出身の男性で、ジモンさんといいます。

精神科医の先生で、日本のサムライ文化にすごく興味を持っておられ、殺陣《たて》を習いに何度か日本を訪問されていました。

宿泊施設で夕食のあと、お互いの国の文化や考え方の違いなどを、スマートフォンの通訳アプリを使って会話しました。ジモンさんは、将来の自分の人生や、自分達の国の在り方などを、とても明確な意思を持って考えながら生きている感じを受けました。

賛成には、ＹＥＳ、反対には、ＮＯ！

それはジモンさんだけでなく、ドイツの方の一般的な考え方だそうです。

日本人は、大切なことでも他人や国に委ねてしまいがち。ドイツって、個人の意思がしっかりと尊重される国民性であることを知り、とても羨ましく思えました。

愛媛県では4県の中でも一番多い26のお寺をお参りします。

毎日毎日、自然の豊かさやきれいな景色を、見て聴いて触れていると、それをきれいだと、素直に言える感覚が身についてきたように思います。

もちろん、人の心の温かさにも、素直に感謝できるようになりました。

愛媛県では、地元の方から一番声をかけていただいた場所でした。

中学生の男の子からは「おはようございます」、イヌを散歩しているおばあちゃん達にも「頑張って」と声をかけられました。

やはりお遍路さんは、親しみをもって受け入れられているのでしょう。

毎日の挨拶は日課になり、自分からも畑仕事をしているおじさんに声をかけるくらい、積極性が出てきたことに驚きました。

愛媛まで進んでくると、日本に生まれて育って、こうしてお遍路を歩かせていただいていることについて、心の底からありがたいと思えるようになりました。

ほんの少しでも、「菩提」、すなわち「煩悩の迷いから目覚めた悟りの智慧」なるものに近づけたかなぁ。

香川県（讃岐）「涅槃《ねはん》の道場」

「涅槃」とは、苦しみが消滅した状態。煩悩という薪《たきぎ》が智慧の火によって焼き尽くされた状態にたとえられます。

お遍路のお寺のうち標高911メートルにある66番雲辺寺《うんぺんじ》を越え、お大師さま生誕の地である75番善通寺《ぜんつうじ》などをお参りし、標高774メートルの88番大窪寺《おおくぼじ》で結願《けちがん》。

はたして僕の煩悩は、焼き尽くされてくれるのか……。

いよいよ最終、88番目の大窪寺までの道は、最後の最後に「煩悩を焼き尽くせ！」とばかりに厳しく迫る、「遍路ころがし」。

お遍路歩き旅も1100キロを越えてくると、ある程度何が来てもビビらなくはなっていました。しかし、前山ダムの湖畔を通り、来栖《くるす》渓谷を抜け、長尾女体山《にょたいざん》を登っていく「四国のみち」コースは、想像以上にきつかったです。

岩山を這いつくばりながら登る場所では足がすくみ、少しでも足を滑らすと取り返しがつかなくなるような険しい道でした。こんな道は、今まで体験したことがありません。命の危険すら感じながら登りました。

やっとこさ登りきった長尾女体山から見る景色は、壮大で忘れられませんでした。

そして少し山を下り、88番大窪寺に到着。

結願しました!!

最後の88番目のお寺に着いた瞬間の気持ちは、重い荷物をやっと目的地まで運んだ安心感であり、ホッとした気持ちでした。

最後の参拝をするため本堂に近づいたとき、横手にある社務所の前で、カメラを持った男性2人と女性1人に気がつきました。

参拝を終え社務所に入ろうとすると、そのうちの1人の男性から声をかけられました。

「あの～、お遍路さんですか?」

どこからどう見ても、お遍路さんにしか見えない姿でしたが……。

「はい」と答えると、その男性は、

「今コロナの影響がひどくなってきたので、お遍路さんが回られてるお寺が、一定期間、参拝できなくなるというのは、ご存知ですか?」と尋ねられました。

それは、もう5日前から、各お寺に案内の貼り紙が貼ってありましたので、把握はしていました。

「そのことについて、お遍路さんにインタビューをさせてもらっているのですが、よろしいでしょうか？」という依頼でした。

88番目のお寺に到着してホッとしているときに、今まで体験したことのないインタビューを受けて、一瞬ドギマギしました。

お遍路歩き旅で、いろんな人や風景や自然と出会い、前向きに歩き、前向きに考えて、前向きに行動する癖がついてきたので、これも天からのご褒美だとプラスに考えることができました。

なので、インタビューを快諾すると、

「お遍路さんとして、お寺が閉鎖することについてどう思っていますか？」

と、聞かれました。

僕は、率直に、

「お遍路さんは、自分のわがままで、自らの意思でお寺を参拝して回っていますので、お寺に対しては、とやかく言うことは、ありません。もしかしたらお寺さんの方が、一番怖い思いをされているのではないでしょうか？　あくまでもお寺に来る方に対して拒否できない立場で仕事をされているので大変だと思います。仕方がないことだと思います」と、答えました。

インタビュー的に過激な回答を得たいがためか、お寺の批判など言って欲しいように差し向ける質問もありましたが、僕は受け入れませんでした。

一生に何回もあるわけではないインタビュー体験は、新鮮でした。

実は、インタビューされた映像は確認していませんが、自分の意思をしっかりと伝えられたと思います。

さて、最終の香川県まで来ると、たびたび出会う外国人お遍路さんとの異文化交流は、旅の楽しみの一つになっていました。

オーストラリアのレイモンドさんは、30代後半の男性で、小学校の先生です。

20代前半に日本の文化を知る機会があり、日本に2度訪れたことがあるそうです。

「向こう半年ぐらいは、コロナの影響でオーストラリアには帰国できないので、お遍路をゆっくり楽しみながら回っているよ」と話していました。

僕の後に、続けてインタビューを受けていました。

お答えは聞こえませんでした。なんて答えておられたのやら……。

もう一人の外国人お遍路さんは、オーストリア人、バーバラさん。20代後半の女性で、190センチの長身。笑顔がとっても素敵な方で、88番大窪寺でもお会いして、帰り際にきれいなポストカードをいただきました。

女性一人で来日して、お遍路歩き旅に挑戦するって、根性があるなぁと思いました。

男性並みの力強い歩き方で歩くスピードも速く、並んだと思って気がつけば、もう100メートル先を歩いているイメージでした。

だから、ゆっくりとお話する時間が少なかった。残念だなぁ。あっ、これ煩悩?!


香川県では23のお寺を回ります。

ここまで来ると、毎日の旅の積み重ねのおかげで、1日の過ごし方がすっかり身体に染み込み、宿に着くと、もう次の日の準備がスタートしているように思えました。

足の痛みにも慣れて、体幹がしっかりしてきて、体調も良くなったこともあり、毎日歩くことも楽しめるようになっていました。

大地をしっかり踏みしめて歩いている感じです。

そして、見るものがなぜか華やかな感じがしました。

もしかしたらゴールがだんだんと近づいてくる高揚感だったのかもしれません。


涅槃とは、苦しみが消滅した状態。

淡々と、するべきことをする習慣がつけば、苦しみは消滅できるっていうことですね。

糖尿病おじさんが、お遍路を歩いてみて

早く歩くか　ゆっくり歩くか
何日で廻るか　何回廻るか
そんなことよりしっかり歩け
そしてなにかをのこせ

お遍路さんの休憩用に作られた小屋の壁に、貼りつけてあった言葉です。

これを見たとき、お大師様がメッセージを与えてくれているように感じました。

「しっかり歩け、しっかり歩け」

僕にとって、しっかりと歩くためには、きちんと食事管理をしなければなりません。

朝食は、前日に買ったパン2つとコーヒーを、宿泊先でいただいていました。

高知県の足摺岬のあたりから、昼食は抜き。

なぜなら、場所によってはトイレがあまりないところがあり、トイレをしたくなったときに大変な思いをしたことがあったからです。

その分、夕食をできるだけ早めに食べられるように、宿泊先に早くたどり着けるスケジュールを組むようにしていました。


食事管理だけではなく、もちろん糖尿病の服薬とインスリンの注射は、毎日欠かさず行っていました。それが、規則正しい生活サイクルにもマッチして、全然じゃまくさーくないのです。


午前5時に起きて軽い朝食を食べ、6時には宿泊先を出発。

お寺を目指して歩け、歩け。

日中お参りを済ませて宿泊先に着くと、まずは近くのスーパーに行き、晩ご飯と明日の朝ご飯を調達。

それからその日に汚れた衣服を洗濯してから、夕食を済ませ、明日の宿泊先の手配とルートの確認を手帳に記入をして、午後8時には寝ていました。

そんなふうにお遍路歩き旅を続けていくうちに、体調はどんどん良くなっていきました。

体調だけでなく、鳥のさえずりや川の流れる音に、耳がすごく敏感になってきました。自然の中を毎日歩いて、自然の音といつも身近に接していたら、聴覚の神経が敏感になるんですかね？

雨が降るときなどは、鳥の鳴き声が騒がしくなるのでわかるようになりました。

動物的な感覚が、鋭くなるのでしょうか？

そういえば、雨の察知は、周りの空気の匂いの変化でもできますよ。

お寺を目指し、お遍路の順路を歩いていると、今はココ、そこをミギ、次をヒダリといった矢印の案内札が、街の中だけでなく山の峠道でも表示されています。

ときには、電信柱や家の庭先にも。竹の葉にぶら下げられていることもあります。

お遍路さんが迷わないように……。

しっかりと遍路道を管理いただいている方々の配慮に、感謝する気持ちがわいてきます。

人との出会いにも、感謝感謝です。

特にお遍路に行く前には想定していなかったこと。

それは、外国人の方との出会いです。

世界中からお遍路に来られており、お一人の場合やご夫婦の場合もありました。

ほとんどの方が、日本語をあまり喋れなかったです。


僕は金剛登山で鍛えた笑顔の挨拶をして話しかけ、親しくなるとお遍路をされている理由を伺っていました。修行、人生の反省、自分を変えたいなど、理由は日本人と同じようなものでした。

えっ、どうしてわかったかって？

それは彼らがスマートフォンの通訳アプリを器用に利用して、積極的にコミュニケーションをとろうとされるからです。

すごくビックリしましたし、すごく影響を受けました。


人にどう思われるかではなく、自分自身がまずどうしたいのかが大事だということを、彼らとの出会いで学びました。

こんな学びを得ることができたのも、「お遍路歩き旅へ行くぞ」と、まず行動に起こしたからです。

もし自分を少しでも変えたければ、一歩踏み出すことが大事って、今回も体感しました。そして、人として当たり前に感じる感情を、このお遍路歩き旅でもう一度、当たり前に感じることができたように思います。

しっかり歩いて、体調がよくなって、人との出会いに感謝できるようになったころ、ふと立ち寄った遍路小屋の壁に、こんな言葉が貼ってありました。

人に会うときは、春のような暖かい心で
仕事をするときは、夏のような情熱的な心で
物事を考えるときは、秋のような澄んだ心で
自分を戒めるときは、冬のような厳しい心で

お遍路を終えて日常生活に戻ってしまった今、「こんな生き方ができたらいいのに」と、改めて自分の未熟さを感じてしまっています。
けれど、お遍路歩き旅での経験によって、間違いなくその心の一端に触れることができました。
僕の目指すべきところは、見えています。

◆なめたらいかんぜよ！「プチ歩き遍路」
自己肯定感を上げる究極の道場「お遍路」へ、一歩踏み出せ!!
〈走り遍路達成！ ジャーニーランナー谷川〉

目標に向かってうまく行動できないよ～　（自己効力感が低い）
価値のあることができているのかなぁ～　（自己重要感が低い）
ありのままの自分を受け入れられない！　（自己肯定感が低い）

そんな方は、ぜひ思い切って「歩き遍路」に出かけてみるのがいいですよ!!

糖尿病おじさんは、バッチリ成果が出ていたでしょ！

かくいう私も、1120キロの四国八十八ヵ所巡りを、2009年～18年の間に6回に分けて、延べ27日間の「走り遍路」にて結願しています。

走ってお遍路するのは、かなりまれなケースですが、本格的なス

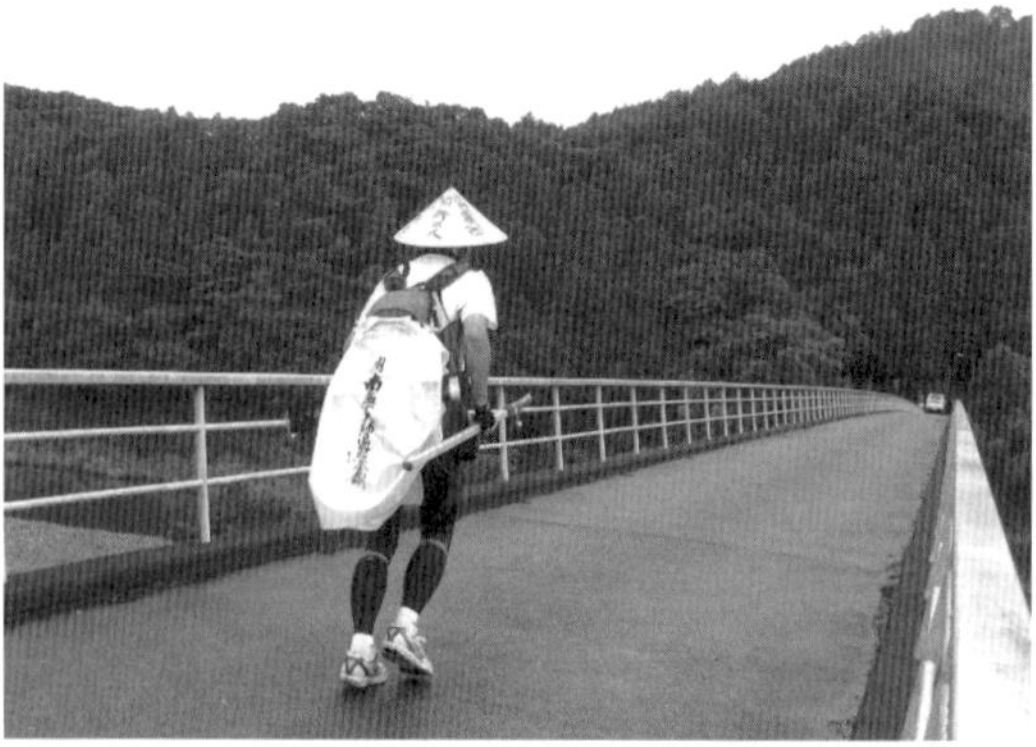

タイルで挑みました。

菅笠をかぶり、金剛杖をもち、白衣と掛け軸を洗濯ばさみで留めたリュックを背負い、お寺では般若心経を唱え、納経帳に記帳してもらいながら、1日約35〜50キロの行程。

ひぇー、そんなのムリムリ!!　悲鳴が聞こえてきそう。

でも大丈夫！　チャレンジのやりがいがあって、効果も上がる方法をお伝えします。

それが「プチ歩き遍路」。

プチなので、1120キロも歩く必要はありません。

お寺が集まっている所を集中して歩き、お参りするお寺の数を、効率よく増やすのです。

徳島県　1番 霊山寺〜10番 切幡寺《きりはたじ》28・6キロ　オプション12番 焼山寺《しょうざんじ》（＋23キロ）
高知県　28番 大日寺〜32番 禅師峰寺《ぜんじぶじ》29キロ オプション35番 清滝寺《きよたきじ》（＋23・5キロ）
愛媛県　46番 浄瑠璃寺《じょうるりじ》〜53番 円明寺《えんみょうじ》25・3キロ
香川県　80番 国分寺〜84番 屋島寺《やしまじ》39キロ　オプション86番 志度寺《しどじ》（＋15・5キロ）

これなら、各県1泊2日ずつ延べ8日、122キロ歩くだけで、88寺のうち28寺も回れます。

つまり歩く距離は全体の10分の1にもかかわらず、お寺は約3分の1もお参りできるのです。

それに歩く距離は1日平均15キロ。2日だけなので、糖尿病おじさんのように、マメができるほどではありません。

オプションを加える場合、それぞれ2泊3日として延べ11日、歩く距離が184キロで35寺になります。徳島では、険しい山道の「遍路ころがし」も体験できます。

この「プチ歩き遍路」、自己に関する3つの感覚がアップします。

1. 自己効力感。「わたしはできる」を積み重ねる。

プチ歩き遍路では、1日に歩く距離は15～20キロ。時間は4～5時間くらいです。2日続けてその距離を歩くのは、ほとんどの方にとって新たな挑戦でしょうけれど、お寺でゆっくりお参りしても、ランチでゆっくり休憩しても、暗くなる前にはお宿に着けます。

それに、次のお寺、次のお寺と目指して歩けば、案外あっという間。一度できると自信となって、オプションや、それ以上の距離にもチャレンジできるようになります。小さな「できる」を積み重ねていくことによって、自己効力感が上がります。

2. 自己重要感。お接待を受けることで高まる。

お接待とは、お遍路さんにお菓子や飲み物などを無償で施すことを言います。私も現金500円、缶コーヒー、栄養ドリンク、曼《まん》荼《だ》羅《ら》図のコピーなどをいただきました。

お遍路さんは弘法大師さんと「同行二人」で四国を巡っているとされているので、お大師さんに対するお供えの意味も含まれています。また、ものを与えるだけではなく、お遍路さんを応援する気持ちも表すものです。

プチ歩き遍路のルートは市街地も通るので、「頑張ってください、ご苦労さまです」と、小学生からお年寄りに至るまで、よく声をかけられることでしょう。

こんなふうに、物質的にも精神的にもサポートいただけると、いやがおうでも自己重要感が高まります。

3. 自己肯定感。自分も周りも受け入れられる。

プチとはいえ、実際はうまくできないこともあります。どうしようもないことも起こります。

そんな体験を何度も何度も繰り返すことで、あるがままを受け入れるコツがわかってきます。

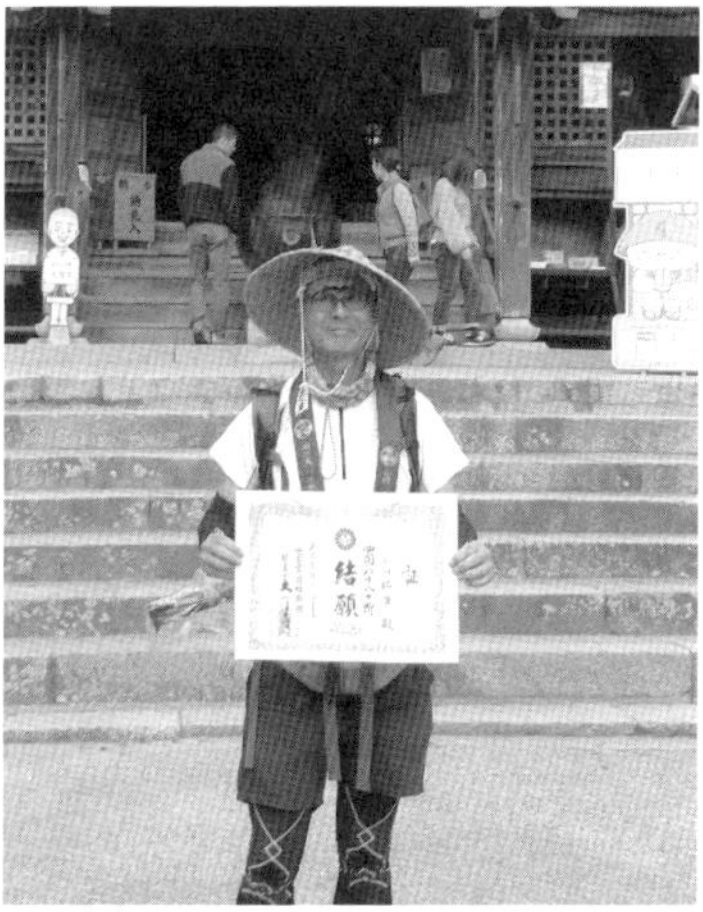

挑戦していればこその価値です。

そして、元気に歩かせていただいている環境や、心温まるお接待には「感謝」の気持ちでいっぱいになります。ありがとうは「あること難し」。今あることが当たり前ではないと気づくと、自分も周りも大切なものと思えてきて、いとおしくなって受け入れることができるようになります。

そう、やり始めは「プチ」だからこそいいのです。とにかく一歩踏み出すための行動をしてみましょう。

今まで何かを始めようとしたとき、いろんな制約を受けて、諦めてしまうことってありませんでしたか?

とくに大規模なプロジェクトであればあるほど、その制約を強く感じたはずです。

時間がない、体力がない、お金がない……。

糖尿病おじさんのように、「一気にお遍路を歩いて回る」というのを考えた場合も、そうなりがちです。これは「通し打ち」といって、特にハードです。

プチ歩き遍路は、何回かに分けて「区切り打ち」。ちょっと比較してみましょう。

まず、時間的な制約として、通しの歩き遍路では、仕事の休みがとれないというのがあります。40～50日はかかるからです。一般的には家族をほっぽりだしては行けないというのも、一種の時間的な制約です。糖尿病おじさんは、奥様の理解があってよかったですねぇ。

プチ歩き遍路では、1泊2日か2泊3日を繰り返すので、仕事を長期間休む必要はありません。

体力的な制約というのも、通し打ちがハードな大きな理由です。

1日に20～30キロも歩く！　それも毎日毎日続けて!!

だいたいの方が、数日後には、筋肉、関節、皮膚がやられてきます。

プチ歩き遍路は、1日15～20キロを2～3日単位なので、ダメージが生じる前にいったん区切ります。

金銭面での制約は、どちらにもあるかもしれません。

歩き遍路では50万円ほどかかるといわれているので、豪華な海外旅行ができるくらいの金額です。そしてその間、逆に収入はなくなります。

プチ歩き遍路の場合も、トータルすれば、現地へ行くまでの交通費何回分かが、通し打ちよりもかかります。しかし、お金がまとまって貯まっていなくても、当座のお小遣いができたタイミングで旅立てるのが、プチ歩き遍路のいいところです。

やっぱりプチ歩き遍路は、一歩踏み出す行動としては手ごろ感があります。その上、自己効力感、自己重要感、自己肯定感が上がるメリットも、先に述べたようにしっかりあります。

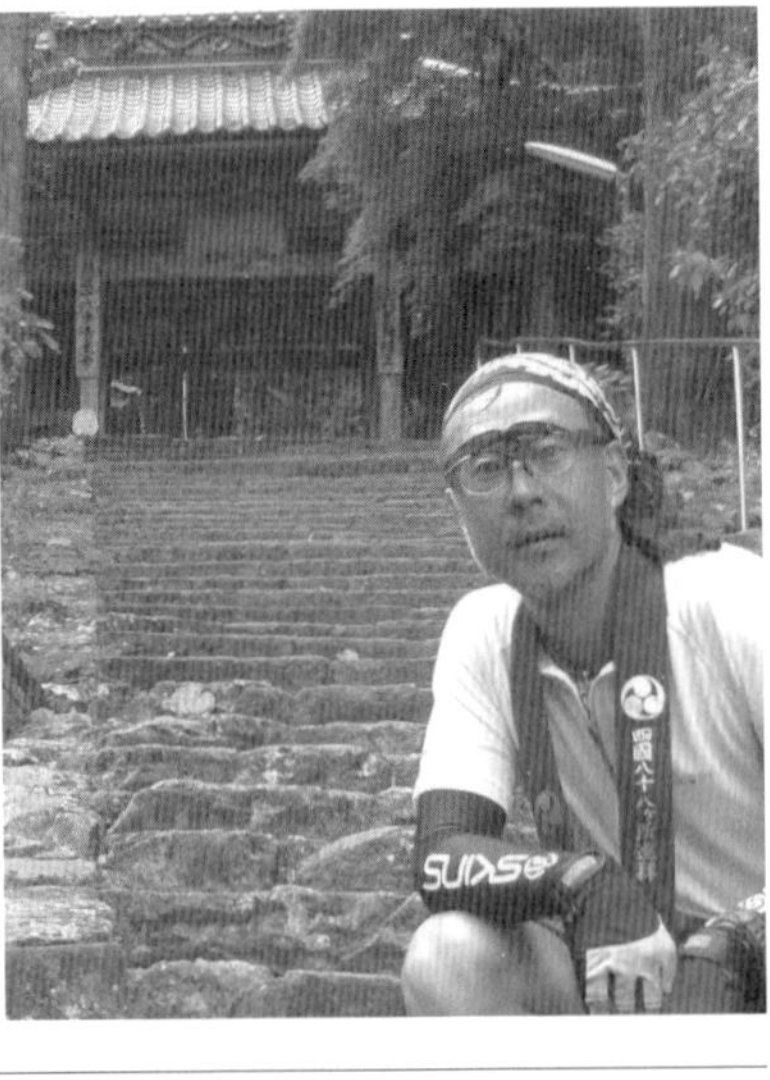

糖尿病おじさんはコンビニ経営を辞めてから、一念発起して金剛登山を200回達成し、次なる目標が、友人の言葉がきっかけのお遍路。

それも通し打ち！

そして、すぐに行動を起こしました。

当時は無職で時間があって、歩ける体力や、お遍路へ行けるだけの貯えがあったのは事実ですが、そのタイミングでそのチャレンジが訪れるのには、それまでの「積み重ね」があったからです。

糖尿病でコンビニ経営を辞めてから、一歩踏み出すことを続けた「積み重ね」です。

だからこそ、日々の仕事に追われ、今までの「積み重ね」がまだない方は、これから積み重ねを作っていくのです。

今日からできることを探して、一歩踏み出す、一歩踏み出す。

これを繰り返していきます。

そしてまずは、プチ歩き遍路に出かけましょう。

パワースポットのお寺を回り、1日歩いて過ごすと、人間が下している評価や価値の概念が変わります。

出会った人や道端の花からも、生きていくうえで、大切なことに気づかされることでしょう。

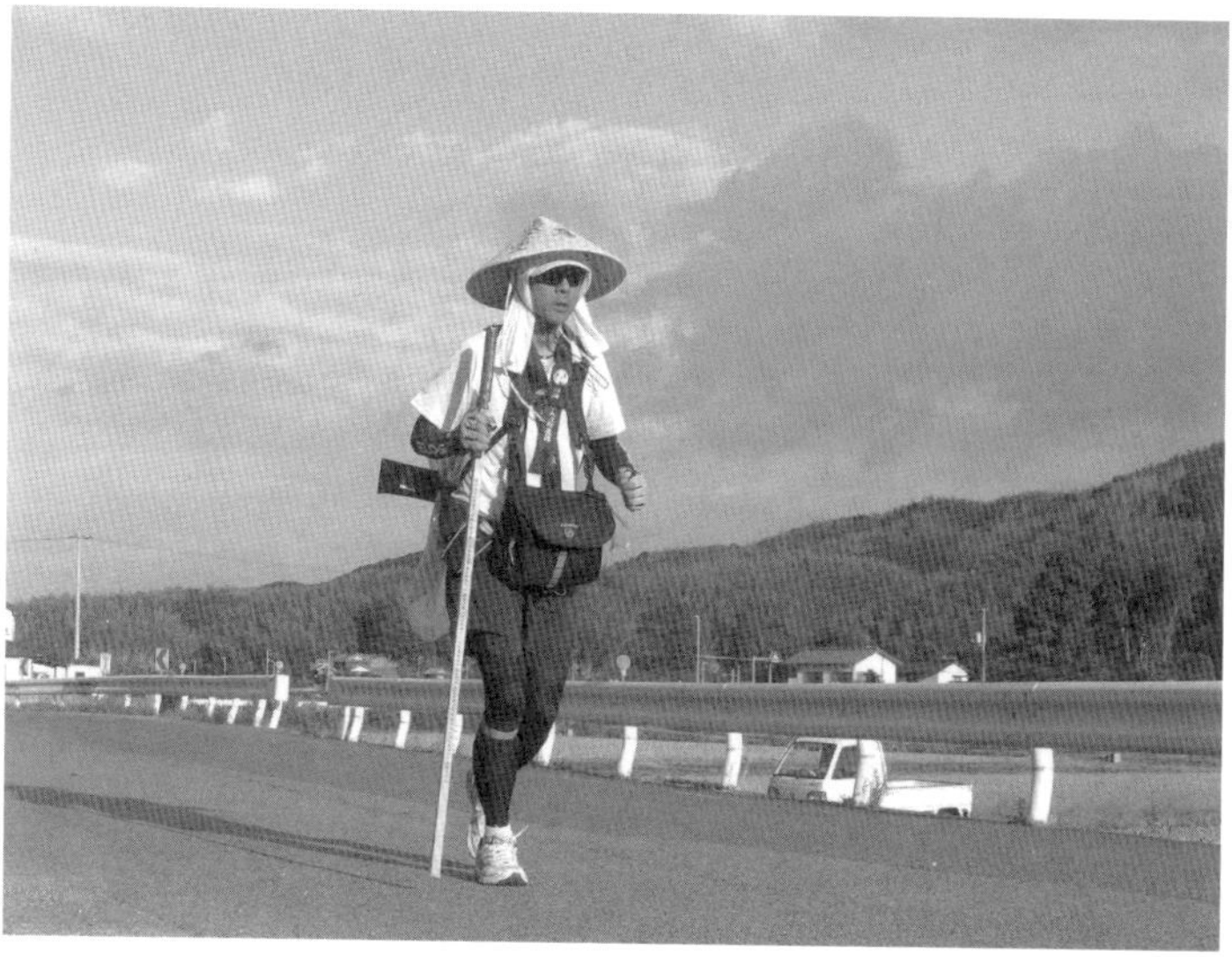

そうしてお宿やおうちにたどり着いた時には、きっと新たな勇気がわいてきます。

さあ、一番の霊山寺の横には、お遍路に必要なものを揃えられるお店があります。身軽な格好で出かけて行って、まずは歩き始めてみましょう。

くれぐれも4番の大日寺と13番の大日寺を間違えないようにね！

第4章

糖尿病おじさん
脱！　軽い運動・食事制限

しっかりとした運動を楽しむためには、十分○○をしておく

皆さんは、しっかりとした運動を楽しむために、何をすることが大事だと考えますか？

僕にとって大事なこと、それは「準備」です。

「準備」には、物理的な「準備」と、精神的な「準備」があります。


物理的な「準備」では、まず装備を整えるところからです。

しっかりとした運動として、僕が行っているウォーキングを例に、「準備」を考えてみます。


ウォーキングの準備として、まず必要なものは服装です。

Tシャツは、綿ではなく、吸湿速乾性がお勧め。

夏場の日焼け防止のためには、半そでシャツとともに肌にフィットするアームカバーをしたり、長そでシャツを着たりするのがいいですよ！

僕は長そでの上からTシャツを着ています。

ズボンとしては、吸湿速乾素材のトレーニングズボンや、肌にフィットするスポーツタイツ（レギンス）がお勧めなのですが、僕は脚力には自信があるのでそこまではこだわらず、シンプルに半

パンをはいています。ふくらはぎに不安がある人なら、サポーターとしてタイツ生地のガーターをするのがいいです。

ウォーキングのための装備で大事なもの。それは、スニーカーです。

少し値段が高くても、自分に合ったものを選んでください。

歩くための足ができ上がっていない場合は、靴底が厚くて丈夫なのがいいです。フルマラソン5時間レベルのランニングシューズなら、靴底が厚くても軽いものがあります。

街中の平坦な舗装道路、勾配はあるものの整備されたハイキングコース、険しい登山道など、いろんな場所を歩けるようになったら、どんな道を歩くのかによって、靴の形状を変えた方がよいですね。

次の準備として、計画を練ることです。

ウォーキングでいうなら、歩く距離の設定です。1日に何キロ歩くか？

しっかりとしたウォーキングをするといっても、いきなり長距離、長時間歩くのは辛いでしょう。

まずは1日10分ぐらいから始めてみては、いかがですか？

距離にして片道500メートルくらい、往復して1キロくらいです。

僕は、現在1日1万歩、歩いています。距離にして約10キロです。2時間くらいかかりますが、時間を気にせずゆっくり歩くことを心がけています。

大切なのは毎日歩くことです。

毎日歩く時刻を決めて、日常生活の中に組み込んでしまうのが良いと思います。

無理はダメですよ！　体調が良いからといって、最初から長時間歩くのは、ケガをする原因につながるので注意が必要です。

毎日続けられるようにするコツは、楽しみながらすることと、成果を「見える化」すること。挫折を何回も繰り返している僕が、その体験からようやく会得した方法です。

僕がしている楽しいことは、歩きながらYouTubeを聞くことです。

お気に入りの音楽や興味のある学びのYouTubeサイトを聞きながら歩くと、知らず知らずのうちに意外と距離が稼げます！

成果を「見える化」することとして、スマホに万歩計のアプリを入れて、歩数を測定して記録に残す方法があります。

僕は、アップルウォッチを使って、毎日の運動量をスマホに連動させて記録を書き留めています。

アップルウォッチの良いところは、継続して決められた距離を歩くと、アップルからバッジが進呈されることです。

これ、励みになるので、途中で挫折せず、続けられるきっかけになりますよ！

ウォーキングを例にしましたが、運動全般に応用がきくと思います。


以上が物理的な準備ですが、精神的な準備、つまり、心の準備も必要です。


第2章でも記載した「予祝」をしちゃいましょう。

「設定目標、〇〇を達成できました！　おめでとう!!」

そう、あらかじめ、成果を祝っちゃうのです。

これは僕のメンターである大嶋啓介さんが「前祝いの法則」としても提唱しておられる考え方で、僕も予祝認定講師でもあるので、身をもって実践あるのみです。


今の僕なら、「体重70kgまでに減りました。おめでとう！」

体重が減ることで、糖尿病の血糖値が下がって医療費が減り、余ったお金で旅行します。

このように、小さな目標を達成した後の、自分の幸せな出来事をイメージするのもあり。

だから、「妻と沖縄旅行に行きました。おめでとう！」


さらに、この本の共著者で、最近、僕にコーチングもしてくださっている谷川コーチがよく聞かれる質問に、

「目標を達成したとき、どんな気持ちになりますか？　どう思いますか？

そして、この目標を達成したら、どうなりますか？

それの何がいいのですか？

それがいいと思えるのは、何を大切にしているからですか？

これからの人生、何を大事にして生きていきたいですか？」


だから僕は、目標を達成したときの喜びや周りとの関係や風景などを、先にイメージするようにしています。さらに、達成して周りがどうなるかを、紙に書いて部屋の壁に貼っています。

「体重何kgになるぞ！　お金をいくら貯めるぞ！」のような、目先の目標だけではなくて、それを達成したときに、自分にはどんな幸せなことが待っているのか、そうなれば何がいいのかを、具体

的に想像して書くのです！

さらに谷川コーチはこうも言われます。

「そのような人生の大目的を明確にさえしておけば、いろんな手段でアプローチしていけばいいんですよ」

僕にとって、糖尿病のじゃまくささから解放され、心身ともに健康になることが人生の大目的。

「人生の自由を勝ち取るために、僕は○○をします!!」

○○には、いろいろな手段が入るのですが、運動する前と寝る前に、こう書いた紙を見ながら、声に出して読むようにしています。

すると、第2章で述べたような、「まずは一歩を踏み出してみる」勇気がわいてきて、いいことが芋づる式につながっていきますよ。

〝心の準備〟と言われれば、「絶対続けるぞー」という精神力を思い浮かべる方も多いでしょう。けれど実際それだけでは続かないこと、僕はよく知っています。

三日坊主になる人の特長は、最初から効果を出そうとして、全力で目的に向かってまっしぐらになり、かえって身体の負担が大きくなり続けられなくなること。

僕もその一人でしたから、その状況がよくわかります。


そこで、しっかりとした運動を楽しみながら続けるためには、これまで述べたように、十分「準備」をしておくことが大事です。

物理的な「準備」として、「装備」と「計画」。

精神的な「準備」として、「予祝」と「達成時、達成後のイメージ化」。


さぁ、具体的にやるべきことがわかったら、行動に移しましょう！

すべてはその一歩から始まるのです。

外食だって楽しめる！　〇〇を制すれば、糖尿病を制す

糖尿病で食事療法が大事だからといっても、豪華な食事もたまには食べたいですよね！

美味しいステーキや新鮮なお魚、煮物、たまには、天ぷらやフライなどの揚げ物！

でもそのために、必ず食事のときにあわせて食べていただきたいのが、「サラダ」です。

サラダには、ゆで卵やハムが添えられていることがありますが、メインは何といっても野菜。特にサラダによく用いられる生の野菜には、「酵素」が豊富に含まれています。

酵素は食物からとり入れた栄養素の消化吸収やダイエットにも関わるエネルギー代謝など、さまざまな生体反応を行うために必要な成分です。

潜在的に身体が持つ酵素は「代謝酵素」と「消化酵素」に分かれていますが、生まれながらに持つ潜在酵素の量は限られています。潜在酵素をサポートし、代謝アップに繋げるためには、食物から酵素を補う必要があります。

サラダの食材として、僕は次の3つの野菜をお勧めします。

まずはタマネギです。

タマネギには血糖を下げる働きがあるグルコキニンが含まれ、特に血糖値が高い人にはお勧めの野菜です。1日に4分の1個食べることが目安ですが、それより多く食べても血糖値が下がりすぎないので、健康維持には1日に半分くらい食べればよいでしょう。

水にさらしてしまうと、グルコキニンをはじめ、水溶性のビタミン、血液をサラサラにする働きのあるアリシンなどが水に溶け出してしまうので、生が苦手な方は、水にさらす時間を5分以内にしましょう。他にも多くのミネラル成分が含まれているので、タマネギを食べると、血管が詰まるのを防ぐ血栓予防作用や肝機能の向上、老化抑止などの効果もあるといわれています。

2つ目はオクラです。

オクラのネバネバ成分はムチンやペクチンなどの食物繊維の一種で、血圧を下げる効果や腸で糖質を包み込んで吸収を抑える働きがあるので、食後の血糖値の上昇を抑えます。オクラは、インスリンの働きを良くするマグネシウムや亜鉛などのミネラルも豊富です。

3つ目はブロッコリーです。

ブロッコリーは、食後血糖値の上昇を示す指標のGI値（グリセミック指数）が低いため、食べても血糖値は急上昇しにくい代表的な食品です。2017年には、ブロッコリーの新芽に多く含まれるスルフォラファンを濃縮したエキスを摂取した2型糖尿病患者は、グルコースの産生が抑えられ、血糖コントロールが改善することが、スウェーデンの研究で明らかになりました。また、金沢大学からもスルフォラファンは腸内フローラを改善し、炎症やインスリン抵抗性を改善する効果があると報告され、サラダには必ず加えたい野菜です。

サラダを食べるのに際しての工夫も、3つお伝えします。

1つ目は、最初に食べるのがいいということです。

野菜には「食物繊維」が含まれています。ひとくちに「食物繊維」といっても、不溶性のものと水溶性のものの2つがあり、働きも微妙に違うんです。水溶性の食物繊維は水分を蓄える機能を持っており、高い粘性があります。

最初にサラダを食べておくと、このドロドロとした粘性によって、その後に食べた食物が包み込まれて消化管を通っていくので、ゆっくり消化吸収されます。なので、食事をしたことによって血糖値がグーンとあがってしまうのを防ぎ、上昇の度合いが緩やかになり、インスリンが出過ぎるのを抑制してくれます。

さらに、身体の中で脂質を分解したり吸収したりする胆汁酸とくっつくことで、身体が脂質を吸収するのを抑えてくれる作用もあるんですよ。

まさに、天然のダイエットサプリメントと言えます。

また、冒頭でお話しした、野菜に含まれる酵素は、空腹の状態で取り入れることで吸収が早くなるため、やはり食前にサラダをとることが有効です。

サラダが先に提供される西洋料理のフルコースの順番は、理にかなっていることがわかります。

2つ目は、よく噛んで食べるといいということです。

野菜は繊維質が豊富で噛み応えがあるので、よく噛む必要があります。顎をたくさん動かすことで、満腹を感じる満腹中枢を多く刺激されるため、少ない量でもお腹いっぱいだと思えるようになります。すると、ついついしてしまうドカ食いや食べ過ぎが抑えられます。これがダイエット効果につながるのです。

またゆっくりよく噛むと「食事誘発性《しょくじゆうはっせい》 熱産生《ねつさんせい》」が高まり、代謝アップにも有効です。「食事誘発性 熱産生」とは、食事後、体内に吸収された栄養素が分解され、その一部が体熱となって消費されることです。

最初にたっぷりな野菜をサラダとして、よく噛んでゆっくり食べてください！

そうすれば、食事全体の量を腹8分目にしておいても、質的に満足感が得られますよ！

3つ目の工夫は、サラダを〝美味しくいただく〟ということです。

そこでドレッシングに注目！

でも、まず注意したいのは、カロリーです。

大さじ1杯、約15gのカロリーを記します。
マヨネーズ：約105キロカロリー
シーザーサラダドレッシング：約70キロカロリー
中華ドレッシング：約55キロカロリー
イタリアンドレッシング：約40キロカロリー

少量でもこれだけのカロリーがあるということを、念頭に置いておくことが大切です。

僕はマヨネーズが大好きですが、これを知ってからは、やはりカロリーオフを買うようになりました。ドレッシングもカロリーオフ。レモン果汁やスパイスを加えて美味しくいただいています。

カロリーオフのドレッシングに慣れれば、外食したときのサラダのドレッシングの味の濃さにビックリすると思いますよ！


そうそう、このように普段から自宅で野菜たっぷりのサラダを工夫しながら食べていると、たまに外食したってＯＫ！

ただ、外食時にも、最初にサラダを食べることと、よく噛むことは意識してくださいね。

さぁ、これから、身体によくて美味しい食事を楽しんで、毎日健康に暮らしましょう！

おまけです。

主食についてもひとこと。

僕は、精白米（白いごはん）を3、玄米を7の割合にしています。

玄米は、もみがらのみを取り除いた状態です。

日本食品標準成分表によると、100gあたりのカロリーは、精白米356キロカロリー、玄米350キロカロリーで、それほど変わりません。

ではどうして糖尿病の僕が、玄米をたくさん加えて食べているのでしょうか?

玄米は精白前のお米のため、「ぬか層」「胚」の栄養素が残っています。

「ぬか層」にはビタミンやミネラル、食物繊維が大量に含まれ、「胚」にもビタミンやミネラル、たんぱく質が含まれているのです。

それに玄米は白米と異なり、歯ごたえがあるので、よく噛んで食べるようになります。よく噛んで食べると、満腹中枢が正常に働くので食べすぎを防ぎ、肥満を解消できます。また、胃腸の消化作用を促進し、インスリンの代謝を助け、血糖値の上昇を抑えることに繋がります。

最近は、玄米以外にも、麦、アワ、ヒエ、キビ、黒米などの穀物を、白米に混ぜて食べる人が多くなりました。雑穀米と言ったり、入っている穀物の数によって、五穀米、十五穀米と言ったりします。「五穀豊穣」という言葉がありますね。五穀とは一般的には米、麦、アワ、キビ、豆の5種とされますが、時代などにより異なり、具体的な五種を指すわけではありません。穀物が豊かに実ることを意味し、穀物全般の総称として用いられることもあります。

白米に混ぜて食されるこれら穀物は、ミネラルやビタミンを豊富に含み、それぞれにさまざまな健康効果がありますし、歯ごたえもあります。

玄米同様の効果があるので、僕からもお勧めです。

糖尿病おじさんの登山は、〇〇で元気になれる

僕が、金剛山に登るようになったきっかけや登山の様子は、第2章で記しましたが、7ヶ月の間に登山200回を達成できた理由には、秘密がありました。

それは、挨拶です!

登山を始めたころは、登っていく人と下りてくる人が、自然な感じで挨拶をしている姿に、とて

も驚きました。それは、近所の人が朝に新聞をポストから出すとき、玄関近くにいるご近所さんの顔を見て挨拶するみたいな雰囲気です。

僕は、コンビニ時代から、挨拶というのは「仕事をこなすきっかけとしての事務的な言葉、社交辞令のようなもの」としてしか認識しておらず、それが長年、意識にすり込まれていました。

だから、登山のとき「おはようさん！」と言われると、

「あっ、おはようございます！」と、慌てて戸惑って答えていました。

当初、僕はこんな感じのワンパターンの挨拶でしたが、挨拶をしてくれる人達の言葉にはいろいろなバリエーションがあって、同じ挨拶ではないことが新鮮でした。

そして、懐かしい親しみがあるような感覚で、田舎の親戚の人達と挨拶をしているみたいに思えて不思議です。

毎日、車を登山口に止めて、早朝いつも同じ時間帯に山を登っていると、顔なじみの方が増えてきます。常連のおじさんからは、ただの挨拶ではないような場合も。

「おにいちゃん最近毎日山登ってるみたいやな！　よっしゃ、おっちゃんが、山登りの成果を確認したるから、お腹出してみー！」

と手のひらをグーにして、僕のお腹を2、3発ボディーパンチをして、お腹の固さを確認してきます。

「まだまだやなぁ！　しっかり登山続けて頑張りや！」

大きな声で手を振りながら、はぁ、はぁ山を下りて行きます。

そのうち、このおじさんと会うのが楽しみに変わってきました。それが、山を登るモチベーションの一つになってきたのです。

糖尿病おじさんは、旅行で〇〇になっちゃった！

「最近やせたね?」「最近締まってきたね?」「最近精悍になったね?」

と、人から褒められたことはありますか?

僕、ありまくりです。

どうしてそうなっちゃったのか。

妻と二人で、4泊5日の伊豆でのダイエットツアーに参加したときの、最終日の体験談をお話します。


伊豆の宿泊施設は高台の上。

朝一番に、いつものように、海や山が見渡せる、絶景の露天風呂に入り、

「この景色を見るのも、今日で最後なんだなぁ」

と、ちょっと感傷にふけったあと、脱衣所に出てきました。

服を着る前に、体重計に乗ったとき、

「あれっ？」

4kgも減っていることがわかりました。

何度か体重計を乗り直してみても、やっぱり減っています。


それから何分ぐらい経ったかわからないぐらい、脱衣所の鏡に自分の身体を映して眺めていました。お腹周りがすごくスリムになり、お尻が小さくなっていて、

「なかなかいい感じに痩せたわー」

と心の中でつぶやき、満足感100％の気分になりました。

今までは、朝に歯を磨くときぐらいしか、鏡を見ることはなかったので、突然芽生えた感情です。これがナルシストってことですよね。

ナルシストというのは、自分自身の行動や容姿に自己陶酔する人のこと。

語源はギリシャ神話に登場する美少年ナルキッソスが、水に映る自分の姿を美しい水の精だと思って恋焦がれ、そのうちにやつれはてて死んでしまったというエピソードに由来しているそうです。ナルキッソスが死んだあと、そこには水仙の花が咲いていたといいます。

誰ですか、僕と水仙の花は、似ても似つかないって言ってる人は!?

ダイエットツアーのお風呂でナルシストになってから、自宅に帰っても、風呂上がりには上半身裸で鏡の前に仁王立ちなり、うっとり。

ますますナルシストな自分に、磨きをかけることになりました。

そんな折、話し方の学校の第1講があり、宿題が出されました。

「笑顔の自撮り」です。

スマホで毎日笑顔を自撮りして、グループのみんなに投稿するというものです。

にわかナルシストの僕は、「笑顔の自撮り」にすぐ取りかかることはできませんでした。なぜなら、笑顔はあまり得意ではなかったからです。厳密にいうと、自分では笑顔のつもりなのに、写真に写った顔は、全然笑顔ではないのです。だから、撮ってはボツ、撮ってはボツの繰り返し。10回も撮り直して投稿したり、結局投稿を上げられなかったりしていました。

転機になったのは、お遍路です。

毎日どんな旅をしたか、その日に訪れたお寺や風景の写真の投稿を始めたのですが、それらを背景にした「笑顔の自撮り」も載せるようにしました。

歩き遍路の道すがらなので、周りに人がいないことでハードルが下がったこともありますが、旅の解放感と、話し方の学校の仲間へ報告するという大義名分が後押ししてくれたのです。

すると仲間からも励ましのコメントが寄せられるばかりか、逆に、僕が頑張っていることを励みにしていると返信してくれる方もあります。すると僕もまた嬉しくなって、どんどん投稿できるようになりました。

笑顔の自撮りをしていると、どうすれば伝わる笑顔になれるのか、コツがわかってきました。これまでは目だけで笑っていたのですが、おじさんの笑顔はそれだけでは相手に伝わりません。口を開けて口角も上げ、歯を見せて笑うのです。するとと頬から目の周りまで、顔全体で笑顔になることができます。

それに思わぬ副産物がありました。歩き遍路では、外国の方たちと出会う機会が多いのですが、言葉は通じなくても、心が通い合う最高のツールが「笑顔」。この笑顔のおかげで、僕は外国人の方とすぐに仲良くなれることができました。外国人でへっちゃらなら、言葉の通じる日本の方なら、見ず知らずの方とも、「笑顔＋言葉」で楽しくおしゃべりできちゃうようにもなりました！

夕方、お遍路で泊まる民宿に着いて、お風呂で汗を流し、脱衣所で鏡を見るのが、毎日の嬉しい日課。「痩せてる、痩せてる」

引き締まった身体になった自分の姿にうっとりするナルシストの僕。

そんな心持ちから、道中歩きながらも、笑顔に気を配るようにもなったナルシストの僕。

でも、身体も心も元気になった僕は、単に自己満足のナルシストではありません。

人とうまくコミュニケーションをとれるようになって、人に対する貢献感《こうけんかん》もばっちり上がってきました。

「お風呂でナルシスト」、糖尿病おじさんが、幸せに近づく元気法を発見です！

◆「工夫が成果を生み出す」

〈ウルトラランナー谷川〉

ものごとをマスターしていく過程で、いろいろとコツがつかめてきます。あとからそれをやってみる人にとって、そのコツを教えてもらえるのはありがたいことです。どんどん元気になる糖尿病おじさん、この章でいろんなコツを伝授してくれていますね。

糖尿病では、まず運動療法。取り組むスポーツや、運動量は人それぞれです。しかし、それを楽しむために大切なことは、「十分な準備」と教えてくれています。特に、しっかりとした運動を目指すためには、それ相応の準備が必要です。

物理的な準備が「装備」と「計画」。糖尿病おじさんは、ウォーキングを例にしていますので、装備としてウェアやシューズの注意点を示してくださっています。

私はウルトラランナー。さらに負荷のかかる運動なので、その視点から少し補足します。

屋外へ出るときには、「帽子」が必要です。最大の目的は、日ざしよけ。日光の紫外線は、浴びすぎると発がん性が指摘されていますし、女性はシミの原因になるのがイヤな人も多いですし。

形はキャップタイプとハットタイプがありますが、これは顔の形に合うとか、かぶり心地でお好みものを。

私は顔が細長くてキャップの方が似合うので、もっぱらキャップです。

しかしハット派の方は、陰になるエリアが広く、首の後ろ側まで陰にできるメリットを重視されます。それに風が強いとき、ハットなら顎ヒモをして飛ばないようにもできます。

いずれのタイプでも、素材は通気性のよいものがお勧めです。

日ざしよけという意味では、「サングラス」も必要になります。

動きの激しい運動であれば、耳や鼻のフィット感があって、ずれないようなもの。

私のように近視で、トンネルに入ったり、夜間走ったりして、明暗の両方に対応する必要があれば、フリップアップ式が便利です。度付きのメガネ部分を覆っている遮光グラスが跳ね上がるタイプですが、これはちょっと特殊なケースですかね。

長時間運動する場合、「下着、靴下」にも注意を払う必要があります。

下着では吸湿速乾性のもの、靴下では通気性があるものは当然なのですが、股ずれや靴ずれをおこさないように、縫い目が当たらないものを選びましょう。

また、ワセリンを使って予防しているランナーもおられますが、私はべたつくのが嫌なので、専用のローションを使っています。

糖尿病の方は、皮膚が剥けると感染がおこる危険性が高まるので、特に用心してくださいね。


糖尿病おじさんは、物理的な準備としての「計画」において、どう始めるかと、どう続けるかの工夫を考えておくこと、とされていますね。

精神的な準備としては「予祝」と「達成時と達成後のイメージ化」を挙げられていますが、普段私が考えていることと、本当によく一致していてビックリです。


実は私は今年の5月に、オンラインのスピーチ大会に参加したのですが、そのときのタイトルが、「継続力を高める3つの方法」。

その3つとは、「決める、楽しむ、考える」だったのです。

「決める」というのは、「いかにワクワクして始め方を決めるか」ということです。

私は休日になると、1日中トコトコと練習のために走り回っていますが、走り始める前に、途中でおやつを食べるところを決めたり、練習後に温泉で日帰り入浴できるようにコース設定したりします。

フルマラソンやウルトラマラソンの大会に申し込むときも、ゴールシーンをイメージするようにしています。まさしく「達成時のイメージ化」です。

「楽しむ」という点では、私は走ること自体が楽しいので、糖尿病おじさんのように、音楽やセミナーを聴きながらのことはありません。鳥の声や風の音、街の変化や森の緑、それらをキャッチできるよう、感覚を総動員して楽しみながら走っています。

日本縦断では、59日間、毎日平均53キロも走ることができて、幸福感でいっぱいでした。

「考える」というのは、トラブルになったり、意欲が低下したりして、続けることが困難になったときの対処法。何をどのように改善すれば継続できるのかを、具体的に考えるのです。

これは萩往還マラニック250キロを初挑戦したときの教訓から学びました。

150キロを超え、24時間眠らずに2晩目を迎えたときに、眠気に襲われるとともに、防寒用の服装を準備していなかったことで身体が冷え切り、エネルギーが切れてきて前に進めなくなったのです。

すると今まで感じたことがないようなネガティブな感情が、どんどんと心を支配していき、160キロのエイド・ステーション（給水所）で、リタイアを決意。


でもね、後で冷静に考えると、時間的には余裕があったのです。

だから最寄りのコンビニで、温かい食べ物を食べ、防寒用の服を買い、10分でも睡眠をとればよかったのです。


その場では考えられなかった、そのような対策も含め、1年スパンで、走力、装備、作戦など、考えうるすべての対策を、具体的に考えぬきました。

そしてそれらを実行しながら練習を続け、次の年には制限時間（48時間）ギリギリで完走できました！

なんと3分前、47時間57分で。

それからはトラブルが起こっても、その場で具体的に対応を考えて、13年連続で完走。

そんな教訓が、今も、「続けるコツ」として生きています。


他にも、上田さんとの共通点は、「挨拶すること」の大切さを、体感して知っているということです。登山とランニングで分野が違いますが、その効果は同じなのですね。

私は、第2章で「ゆっくりトコトコ挨拶ラン」をしていることを書きました。走りながら挨拶することによって、私も普段から積極的なコミュニケーションがとれるようになりました。

大きな声で元気よく、誰にでも声かけすることに対して、ハードルが下がるからです。いつでも挨拶できるようにアンテナを広げて、オープンな心持ちで走っていると、よく道を尋ねられます。奈良公園では外国人の方に聞かれると、カタコトの英語とジェスチャーで必死になって教えます。そのときは、日本人の代表ですから。

こんな形でも、人のお役に立てることは「幸せ感」が得られます。

挨拶をしても、必ずしも返事が返ってくるとは限りません。一瞬ですれ違うからですし、相手もランナーの場合なら、一生懸命走っておられて余裕がないでしょうし。

でも、うまく返事してもらうと、私の方も元気をもらえます。

ということは、私が挨拶することで、きっと元気をもらえたと感じる方もいるはずです。

自己満足かもしれませんが、それも自分の「幸せ感」の源です。

そうそう、自己満足といえば、ナルシスト。

風呂上がりに鏡を見ながら、痩せたお尻をさすりながらウットリしている糖尿病おじさんの姿が目に浮かんで、思わず笑ってしまいました。

でもこれが、活力を生むための工夫なら、すばらしいです‼

人には迷惑はかかっていないですしね。

逆に、笑顔まで素敵になって、よいコミュニケーションがとれるようになると、「周りに幸せを与えるナルシスト」ですよ。

さぁ、いつか一緒に、口を開けて口角も上げ、歯を見せて笑いあいながら、お風呂の脱衣所でナルシスト大会をしましょう‼

第5章

糖尿病が教えてくれた「自由に行動して人生を楽しむ元気法」

落ち込みから感謝へ
人として当たり前のことができていなかった自分

僕の原風景には、幼いころ祖母に連れて行ってもらった漬物屋さんで接客のまねごとをして、周りの大人たちが楽しく笑っている光景があります。

だからサラリーマンから独立するときには、物を売ってお客様が喜ぶ顔が見たい一心から、コンビニ経営を選択しました。

開店当初は客商売の難しさの洗礼を受けましたが、2年目以降は順調に業績が伸びていき、仕事の面では成功していたことになるでしょう。

しかし、数年間にわたる過重な労働、不規則な食事時間、不規則な睡眠が身体も心も蝕《むしば》んでいたのです。

そこで発病したのが糖尿病。

それをきっかけに生活習慣を見直すことができていれば、仕事の面でも私生活の面でもいい方向に向かっていたのかもしれませんが、僕の場合は逆にどんどんと落ち込んでいきました。コンビニ経営だけでなく、コンビニ労働の実務を、根本的に手放すことができなかったからかもしれません。

先頭を切って働いている自負から、従業員に対しては厳しくあたり、鬼店長と恐れられるようになっていきました。開店当初から手伝ってくれていた妻にも、一従業員として接するようになり、接客好きであった妻の顔からも、笑顔がなくなってしまいました。

人は真っ最中のことだけに目を向けて、周りが見えていないことがよくありますよね。それが自分にはわかっていないのが怖いところです。

僕はじゃまくさい糖尿病のせいにして、自分に課せられた仕事のことだけにとらわれ、従業員のことや、一番近くにいて大切な妻のことが見えていなかったのです。

一緒に働いてサポートしてくれていることに対して「感謝する気持ち」がまったくなくなっていました。そう、人として当たり前のことができていませんでした。

コンビニ経営を辞める選択をしなければいけないほどとことんまで落ち込んだとき、追い詰められてしたその決断が、結果的によい方向へと向かっていくことにつながりました。

まずは糖尿病にしっかりと向き合い、食事療法や運動療法に前向きに取り組むことにしました。

すると、新しい人と出会えるようになり、学びがどんどんと広がり、生きがいが見つかっていきました。

それが、ダイエットツアー、金剛登山、話し方の学校、お遍路です。

そしてその経験を積み重ねることで、身体も心も元気になっていき、そこで初めて、周りが見え始めてきたのです。

今では周りの人、周りの自然、周りで起こる出来事にも「感謝する気持ち」が持てるようになりました。人への感謝を忘れなければ、あらゆる言葉も行動も、相手にしっかりと伝わるように思えます。だからここのところ、毎日の生活が充実したものに感じられます。

糖尿病にならなかったら、僕たち夫婦は、どうなっていたか？　最近ふっと考えることがあります。相変わらずコンビニ経営を続け、経済的には安定しているのかもしれませんが、今のように夫婦の時間が持てていないことは確かです。

世間では熟年離婚が取りざたされていますが、一番身近な存在である人を、普段から大切にしている大人が、最近少なくなってきているからだと思うのです。

だから、僕にとって糖尿病は、身近な人に対する接し方を見直すきっかけを与えてくれた、チャンスとなった病気です。

これからの人生、糖尿病とうまく付き合いながら、一番身近にいて手を添えてくれる人、妻に感謝の気持ちを伝えて生きていきたいと思っています。

運動療法や食事療法、「わかっていてもできない」を克服するカンタンな対処法

やめられない、とまらないというCMがありますが、運動療法でも食事療法でも、わかっているけどできないことって、ありませんか？

1日1万歩のウォーキング、カロリー制限や炭水化物制限のダイエットなど、こうすれば糖尿病に対して効果がありますよっていうのに、なかなかできませんよね。

それには2つの理由があります。

1つ目が、始められないということ。それは目的が明確になっていないからです。

「糖尿病をうまくコントロールできるようになれば、どんな自分になれるか」、そこだけをきっちりと押さえるのです。

僕の場合は「人生の自由を勝ち取るために」。それによって、活動の幅が広がって「芋の先には芋」理論によって、どんどん良いことが引き寄せられていくというイメージができています。

だから、その目的さえイメージできれば、先のことは考えず行動にまずは移してみる。始めさえすれば、あとは意外とうまくいきます。

僕がお遍路に行ったときなんて、何か楽しそうだし、四国のとある旅館に泊まって、大好きなカツオのタタキをお腹いっぱい食べてる映像が頭に浮かんできて、よし行こうって思ったのも理由の一つです。実際どこで食べるかなんて、まずは現地の四国に行ってから決めるぐらいの簡単な気持ちで、お遍路へ行くっていう行動に移しました。

でもこれって、「人生の自由を勝ち取るために」っていう目的にかなっているでしょ。

そしてお遍路をやってみると、結果的に体重は減るし、血糖値のコントロールはよくなるしで、体調がよくなっていきました。

あれがあるからできないとか、誰かが無理っていうからやらないとか、あれこれ理由をつけて始めないってことはありませんか？　まずは言い訳を考えていませんか？

とりあえず、「できた自分におめでとう！」と予祝して、始めちゃいましょう。

そんなこと言って、始めちゃったはいいけれど、ここで、わかっていてもなかなかできない理由の2つ目が浮かびあがってきますよね。それが、「続かない」です。

では続けるためにはどうするか。習慣化することです。えーっ、習慣化ができないから続かないんじゃないの！　って声が聞こえてきそう。

でも、単に「続ける」ということよりも、「習慣化する」ことの方が限定的なのです。

つまり、一定の時刻に、決めた時間、決めた回数を行うのが、習慣化です。習慣化になったかどうかは、内容や負荷量によりますが、僕は10日間を目安にしています。

金剛登山を連続200回達成したときも、初めは何も考えず目の前の10日間はとりあえず続けようと決めて登り始めました。

一定の時刻（午前6時）に、決めた時間（約2時間）、決めた回数（1日1回）＝習慣化です。いったん習慣になれば、200回の目標はやっているうちにできあがってきました。

お遍路の場合は、一定の時刻（午前6時）に、決めた時間（約9時間）、決めた回数（1日1回）＝習慣化です。目安の10日目あたりには、高知に入って重い荷物を自宅に送る決断をして、やっと軌道に乗りかけたころです。

じゃあ、それまで習慣化できなかったらどうするか。いわゆる三日坊主ですよね。

それならやり方を変えて再スタート。

自分で「やーめた」と決めるまでは、途中やらなかった日が何日かあっても、ちゃんと続いていることになります。二日に一度でも、三日に一度でも、一週間に一度でも、何らかの形でやればいいのです。こんな魔法の方法、金剛登山やお遍路をしたから、体感できたのです。

なにか成功体験があれば、いろんなことに応用できます。

話し方の学校の鴨頭学長はおっしゃられます。

「ライト兄弟もガンジーも坂本龍馬も、根拠のない思い込みで、偉業を成し遂げた。そう思えばそう！」と。

根拠のない思い込みで、まずは始めてみて、うまくいかなければそれから考えて軌道修正すればいいのです。

「わかっていてもできない」を克服するカンタンな対処法は、「わかってなくてもする！」

糖尿病おじさんのモチベーションが続くカギ「やる気を引き出すコーチング」

皆さんには、自分の壁にぶち当たったり、未来の道が見えなくなったときに、親身になって相談にのってくれる人は、身近にいますか？

僕は、人生50年にして初めてある人に出会いました。その方は、この本の共著者でもある谷川コーチです。

コーチはあれこれアドバイスをするのではなく、質問をして、僕の話を聞いて、僕自身が本当はどうしたいのか？　本当はどうなりたいのか？　を気づかせてくれるように働きかけ、僕自身が感じて考えて、潜在意識の中から答えが口から出てきているという魔法の持ち主なのです。

アドバイスをしたり、答えを教えたりするのは誰でもできると思いますが、コーチは、クライアント自身には見えていないもの、見失っているものを、対話から導いて気づかせてくれるんです。

谷川コーチとは２０２０年2月に出会い、僕が3月から出発したお遍路から帰ってきた4月27日に、第1回目のコーチングセッションを行うことになりました。

お遍路の道中、話し方の学校のFacebookに投稿していた際、応援メッセージをいただいていたので、土産話も兼ねて気軽にセッションを受けることにしました。

その時点では、コーチングって何かは、まったくわかっていませんでした。

第1回目は、何をテーマに扱っていいかもわからなかったので、人生にとって大事な要素を占める8分野について、10点満点で点数をつけることから始まりました。

自己愛5点、自己成長・学び5点、自由な時間10点、健康3点、生活環境5点、人間関係7点、仕事3点、お金3点。

まずは、一番満足しているところを聞かれました。

お遍路から帰って仕事をしているわけではないので、自由な時間が10点なのは言うまでもありません。だからといって、これは仕事やお金と背反するものであり、単純に満足しているとは言ってられませんが。

次に、「変わったらいいなと思うところは?」と聞かれ、セッションで扱う〝テーマ決め〟をしていくのですが、谷川コーチによると「根元を押さえる、すなわち、それがいい方向へ向かうと、その他の分野へもいい影響が及びそうなものを取り扱えば、効率がいいですよ」とのことでした。

そこで、僕はやっぱり「健康」を選びました。

当時、お遍路から帰ってきて、リバウンドのように食事量が増えてきていて、「これはヤバいぞ」と思っていたからです。

食事療法で糖尿病がうまくコントロールできれば、将来的に仕事をする場合の基盤になりますし、収入が得られればお金も良くなるし、自己成長・学びもできます。

セッションのゴールを、「前向きに治療に向き合えるよう、意識と行動を変えること」にして、セッションが始まりました。

最初に、「健康」でつけていた3点の内訳を聞かれました。

3点でもできているところに目を向けて、〝できているところもある〟って認識する意味と、あとのアクションプランを立てるときの資源（リソース）にするそうです。

僕は、金剛登山やお遍路へ行くぐらい運動療法ができていることを挙げました。

次に「10点満点になれた姿を想像して」って言われました。

食事療法が自分でうまく管理できるようになって、血糖値がよくなり、元気に働いている姿を思い描くことができました。

それだけでも十分満たされた気分になっていたのに、

「うーんと伸びをして、座っている場所をずらして、目をつむって、15点満点の姿を想像してください」って言われました。

普段そこまでのイメージをしたことがなかったので、潜在意識を探って、脳の中から引っ張り出さないといけませんでした。

すると、自分自身が元気で健康になれた後、今始めている農園で採れた野菜を使ったヘルシー弁当を考案して、周りの人達にも健康になってもらえることに貢献している姿が出てきました。

「これから何を大切にしていこうと思いますか？」

次にそう聞かれて僕は、人生の大目的、人生の使命が見つかりました。

「自分が健康になって、周りの人にも健康になってもらう！」

だから、現状の3点を4点にする、プラス1点のアクションプランでは、自分の健康管理をするために「明日には本を買って、栄養学に関する勉強を始める」とし、周りの人が健康になるための第一歩として「ヘルシー弁当の参考にするため、調理の仕事をしている人を探す」ことにしました。

それより何より、僕はこのセッションを受けた当時、出版することは決まっていたのですが、何を書けばよいか迷っていたのです。

本のテーマとしては「コンビニ経営の苦労話」。でもこんなの、誰も読みたがらないでしょう。

けれど今回、谷川コーチのセッションを受けて、「自分が健康になって、周りの人にも健康になってもらう」という観点から本を書けばいいことに気づきました。目からウロコです。

谷川コーチにそのことをお話しすると、

「セッションの間に話していただいた体験談で、過去マイナス（コンビニ経営、糖尿病）をプラス（金剛登山、お遍路）にしていった過程を書いたら、自分が健康になって周りの人にも健康になってもらう本の構成は、もうでき上がっていますよ」と勇気づけていただきました。


嬉しくなって、次は6日後の5月3日に2回目のセッションをしました。

そこでは、本の構成はもとより、スケジュール感、取り組む姿勢などを導き出してもらいました。

コーチングを受けることで、計画的かつ具体的に執筆のイメージがわいてくるので、谷川コーチには共著者として参加いただくことを依頼したところ、快諾いただきました。

その後は、書いた内容を検討したり、編集者と打ち合わせをしたりで、月2回程度オンラインでやり取りしていましたが、7月12日に3回目のコーチングセッションを行いました。

そのときは、フリーセッションで、僕が2つのテーマ候補を出しました。一つが「計画性に乏しい」こと。もう一つが「人を育てるのが苦手」ということ。それぞれ背景をお話しして、「人を育てるのが苦手」の方をテーマにしました。

「何があったからそう思ったのですか?」と聞かれて、コンビニ時代に店長候補に指名した青年社員が、ドタキャンして退職してしまったエピソードをお話ししました。

すると、谷川コーチは、そのときの僕と、そのときの彼に、それぞれイメージをつながらせて対話するようにしました。結構生々しくです!

そしてその後、その対話を俯瞰《ふかん》しました。

第三者の目で見ることによって、当時のことを、改めて意識化して再検討するのです。

すると、そのころの僕は計画性に乏しかったために、彼にプレッシャーをかけてしまっていたことに、気づいたのです。驚いたことに、もう一つのセッションのテーマ候補が、このエピソードの中にも潜んでいました！

それに、彼につながったことで、彼の気持ちを理解でき、当時は一方的に経営者の立場を押しつけていて、今までそれにも気づいていなかった自分を発見できました。

そのときコーチはこう尋ねます。**「これからの人生、何を大事に生きていきたいと思いますか？」**

心の奥底から、熱い感情がわきあがり、言葉になります。

「人の想い、気持ちをしっかりと汲み取ってあげられるような人間になる！」

さらにコーチは「言ってみてどう？」

僕は「スッキリして楽になりました」

そう、今までモヤモヤして、わだかまりのあった記憶が書き換えられたのです。

これを大目的にして、そのためのプラス1点のアクションプランを僕がいろいろと出して、まず何をしようかと、コーチと一緒に整理していきます。

その日のアクションプランは、
「農園へ歩いて行って、出会う人に明るく元気に挨拶」
「冬の野菜の種を買って、育て方を専門家に教わる」

谷川コーチのコーチングで面白いのは、「計画性に乏しい」とか「人を育てるのが苦手」といったテーマに対し、「計画の立て方」とか、「人の育て方」といった直接的な解決方法に飛びつかないところです。

「農園に歩いて行って〜」のアクションプランなんかは、継続セッションならではのもので、以前に話題にした運動療法が加味されています。

また、「野菜の育て方から人の気持ちを汲み取れるようになることを学ぶ」というのは、僕が普段思っていても気づいていなかった深層心理が出てきました。

コーチングの効果をまざまざと実感する中、4回目のセッションが8月25日に行われました。このときは、糖尿病のことと、出版に向けてのお遍路のエピソードを確認していきました。

糖尿病とお遍路について、その二つの経過を合わせて追体験していくと、僕の人生の大目的が、また言葉化されて明確になりました。

「人生の自由を勝ち取るために」

これが僕の行動の基盤になります。

だから何をするにしても、**「人生の自由を勝ち取るために、○○する」**と捉えれば、モチベーションを維持することができるのです。

谷川コーチには、まだ4回しかコーチングを受けてはいませんが、こんなふうに、人生がサクサクと前に向いて進むようになりました。

人間は、単に話を聞いてもらうだけでも、単に答えを教えてもらうだけでも、成長はしません。自分で考えて自分で答えを探せたときこそが、自立して成長できる瞬間です。

これから僕は、継続的にコーチングセッションを受けていくことで、さらなる人生の大目的を発見していき、目標を見定め実現していきます。そしてきっかけを見つけては課題を解決していく方法に取り組み、自立して成長できる瞬間を積み重ね、持続的なものにしていきたいと思っています。

糖尿病でも自由に行動できる　いつだって「自分が主人公」

病院の待合室。大勢の患者さんたちが、診察の順番待ちで座っています。この前、いつ診察に来られたかは人それぞれ。その間、どう病気と向き合ってきたかも人それぞれ。

ある人は、奥様の協力のもと、うまく食事療法に取り組むことができ、毎日のウォーキングに励んで体重も減り、日々の血糖値もコントロールができて、今日の検査結果が出るのをワクワクして待っている。

ある人は、好きなピーナッツをやめられず、飲み会が多くて暴飲暴食が続き、休日は家でゴロゴロして体重も増えっぱなしで、ろくに血糖値も測らなかったので、今日の検査結果が出るのをビクビクして待っている。

あなたがもし、糖尿病の患者さんでしたら、このような光景を見たり、自分自身がそうであった経験をお持ちだったりするでしょう。あるいは、慢性疾患をお持ちの方、いや、何かの病気で一度でも病院にかかったことがある方なら、こんな待合室の風景を容易に想像していただけるでしょう。

そこに座っている一人ひとりは、朝起きて顔を洗い、食事をし、電車や車に乗って病院へ来て、受付と検査を済ませている。家では家族と、来るまでの間にも何人かと会話をして。

みんな自分の人生を生きています。暮らしています。

肉体はここにあり、感情や思考もここにあるので、確かに自分はここに存在しているでしょう。

しかし、「自分が主人公」であることを、いつも意識して生きている方は、どれほどおられるでしょうか？

いつだって「自分が主人公」です。

こう感じながら生きていくためには、自分自身で判断して、決定して、まず行動することです。

糖尿病でもその他の病気でも、住んでいる環境が悪くても、仕事が忙し過ぎても、周りの協力が得られなくても、ゆとりの時間がなくても、お金がなくても、それだけでは、その人の人生を決める決定的な要因にはなりません。

問題は、それらのせいにして行動をやめてしまうことにあります。

これからどうしていけば、自分自身にとって、あるいは周りの人たちにとって、建設的なプラスの方向へ向かうかをまず情報収集したり考えたりして、これをやろうと決めて、とにかく行動に移すことが大事です。

僕はこの本を書くことで、自分の人生を振り返る機会を持つことができました。

そして、「自分が主人公」の人生を生きているという実感を持てています。

というのも、僕はどんな状況に置かれても、いったんそれを受け止めて、次にまず一歩踏み出す行動を、自分自身で決めてきたからです。


糖尿病になった。糖尿病のじゃまくささに押し流され体調が悪化した。コンビニ経営に支障が出てきた。妻がふさぎ込むようになった。

さあ、それを受け止めて、コンビニ経営をやめる決断をした。

一歩踏み出せ、ダイエットツアー！　一歩踏み出せ、金剛登山！

一歩踏み出せ、話し方の学校！　一歩踏み出せ、お引っ越し！

一歩踏み出せ、お遍路歩き旅！　一歩踏み出せ、野菜作り！

そして自分が元気になって、周りの方たちにも幸せをお裾分け。

一番身近にいて信頼できるパートナーこそ、僕の妻。だから一番にお裾分け！

糖尿病でも自由に行動できます。いや、糖尿病だからこそ、これらの行動ができたのです！

糖尿病になる以前は、ものごとを人に決めてほしいと思う、もう一人の自分がいました。しかし、じゃまくさーい糖尿病になったからこそ、本当の自分の人生の方向性を選択していく術《すべ》を見つけられたと言えます。

自分が主人公って思いながら生きていたら、どうなるでしょう。積極的に行動することで、糖尿病の治療にだって前向きに取り組めます。食事療法には何がいいかを調べて、いつどこで何を誰とどれくらい食べるかを考えて、実際そうするようにします。

運動療法だって、〝歩く〟、〝山に登る〟、〝旅に出る〟など、楽しみ方はいろいろ。

糖尿病の方に限らず、積極的な行動のまず一歩目は、周りの人たちに明るく笑顔で挨拶！どんどんいい出会いが繋がっていきますよ。いいご縁で良いコーチに出会うことができたなら、加速度的に元気がアップしていきます！

さあ、自分自身で判断して、決定して、まず行動してみましょう。

いつだって「あなたが主人公」です！

◆「元気力がアップするコーチング！」

〈プロコーチ谷川〉


糖尿病をうまくコントロールできるようになり、人生の自由を勝ち取りたい！

時間がない、お金がない、やる気が出ない、ああ、やりたいことがあるのに実行できない！

何のために生きているのか、自分の使命は何なのか、人生の大目的を見つけたい！


こんなふうに、「課題の解決」、「目標の実行」、「目的の発見」に、積極的に取り組みたいなら、ぜひコーチングを受けてみてください。コーチングを受けると、ワクワク元気法が身につきます！


でも、コーチングって聞いて、ピンとこない方も多いと思います。

どんなイメージを持たれますか？　コーチングする人をコーチと言いますが、普通、野球やサッカーなど、スポーツ界でなじみのある言葉ですよね。

でも、ここでいうコーチングとは、「**人との対話を通して、その人が主体的に目標を達成し、自己実現できるよう支援するコミュニケーションスキル**」のことです。

コーチングを受ける人のことをクライアントと呼び、そのクライアントと契約を結び、対価をいただいてコーチングを提供する人を、プロコーチといいます。ここ20年ほどで確立されてきた比較的新しい職業です。私は今、プロコーチとして、できるだけ多くの人に元気になってもらおうと活動を始めたところです。

では私のコーチングを受けると、クライアントさんの何がどう変わるのでしょうか？

1つ目は、課題として認識すべきことが、〝本当は何か〟を発見できます。

コーチングは、現状と目標のギャップを埋めるべく、どんな行動をとればよいのか、クライアントが主体的に設定していく作業です。「現状」の課題がその日の「テーマ」になりますので、まずその「現状」を把握することが重要です。

「何があったから、それを課題にしたいと思ったの？」

「who（誰が）・what（何を）・when（いつ）・where（どこで）・how（どうやって）」の4W1Hの視点で尋ねますが、私が意識しているのは、

「何のためにそう思っているのだろうか？」

こう尋ねて、クライアントさんが本当の目的や背景に気づくと、最初と違ったテーマになることがあります。それを踏まえて、改めてセッションのゴールを決めていきます。

2つ目は、目標の設定ができます。

ヒトの脳が顕在化できているのは3％で、残りの97％は潜在意識の中に眠っているといわれています。すなわち、自分でわかっていることはたった3％です。

いや、それもただ、〝わかったつもり〟だけなのかもしれません。

コーチは、クライアントさんの潜在意識の中に眠っている情報、つまり知識、経験、認知などを、対話によって引き出します。対話スキルには、質問、傾聴、承認などがありますが、質問といっても、日常会話のように単に興味のあることを聞くのではありません。クライアントさんが探究するポイントを、コーチも一緒になって、白紙の状態で聞くことが大事です。

そして探求によって情報を引き出してもらうには、臨場感を持って再体験していただかなくてはいけません。

・自分の中のポジティブとネガティブが混在していて整理がついていないなら、いったんしっかりと分離して、お互いの存在意義を確かめ合ってもらう。

・ネガティブに支配されているように思い込んでいるのなら、その認知を軽減してもらうように、ネガティブではない側面にも焦点を当ててもらう。

・誰かと人間関係を改善したいなら、その人と立場を入れ替えて、お互い声かけをしあって、目的を明確にしたうえで、認め合える部分を探してもらう。

そうして感情が大きく動いたら、**「何がそんな気持ちにさせると思う？」**

「何があったから、そう思ったの？」

「これからの人生、何を大切に生きていきたいと思う？」

と、エッセンス（本質）や価値観を引き出していきます。

それがわかると、

「本当はどうしたいの？」

「それができたら、どんなふうになっていますか？」

人生の大目的までたどりつけば、それに向かって何ができるのか、可能性が広がったさまざまな目標を定めることができます。

3つ目は、いよいよ行動の設定です。

目標に向かっての行動ですが、ここで欲張ってはいけません。10点満点に対する現在の点数に、プラス1点だけ加えた姿を想像してもらいます。

イメージがわいたら、行動表の作成です。

行の項目に「各目標」を、列の項目に「一人でできること、誰かとできること」で二分した縦横表を作ってもらい、プラス1点の行動をマスの中に書き込んでもらいます。

私は3分間ほど離席して、集中してやってもらいますが、時間が足りなければ追加します。

いくつかの行動が書き込まれた表ができあがったら、その行動を統合、序列、除外して整理し、やりたいレベル、やれそうレベル、やってみての効果レベルを各10点満点でスコアリングしながら、**「まずは何から始めるか」**、アクションプランを決めます。

やりたいレベルがもし低ければ、どうすればワクワク感が増すか、一緒に考えていきます。

それができれば、最後に「ワン足す宣言」。

これは私の造語で、関白宣言のシャレになっています。ちょっとわかりにくいですね。

ワン足すというのは、プラス1点のアクションプランを最後に「〜します」と宣言してもらうのですが、その前に「私は○○のために」をつけ足してもらいます。


「私は○○のために〜します！」


これによって、セッションの総復習になるばかりか、人生の大目的を再認識した形で、セッションを終えることができます。

パチパチパチパチと拍手して、明るく元気に勇気づけする気持ちが、自然にわいてきます。


糖尿病おじさんとは、月1回の継続セッションをさせていただいています。

継続セッションのメリットは、その成果を追跡できるので、アクションプランがうまく行かない場合は、軌道修正することができることです。

また、回を重ねるごとに、強みや弱みの情報を深く認識できることや、長期的な展望に基づいたゴール設定ができ、大きな成果が見込めることも利点です。

糖尿病おじさんにも、コーチングの効果を実感していただいており、嬉しい限りです。

今後は食事療法、運動療法など、糖尿病のコントロールの面でも、積極的にコーチングでかかわっていきたいと思っています。

高齢になって身体の自由が利きにくくなっても、病気と付き合いながらでも、コーチングを受けることで、元気になれます。気持ちが前向きになるばかりか、少しずつできることを増やしていけるのです。続けていけるのです。

もし、コーチングに興味を持っていただき、一度受けてみたいと思われた方は、「コーチングサーチ」という紹介サイトに多くのコーチが登録しているので参考にしてください。

私に依頼いただいても結構ですよ。巻末にホームページを掲載しています。

クライアントになりうるのは、課題を持っている周りの人すべてです。

- 一般企業なら、職場の人間関係で悩む人、組織目標を達成したい人、リーダーシップや人材育成に力を発揮したい人
- 顧客対応であれば、売り上げ向上やクレームを減少させたい人
- 教育研修や生徒指導を行う教師や講師
- 家庭問題の解決や、家族関係のコミュニケーションを向上させたい人
- 友人、知人に対して、人間関係を親密にしたり、改善したい人
- スポーツや習い事で、結果を出したい人
- チーム医療体制の確立や、患者支援を行う医療関係者

第6章

「コーチング的対談」
糖尿病おじさん × プロコーチ谷川

◆執筆を終えて

谷川（以下、谷）　執筆、お疲れさまでした。この本は、自叙伝やハウツー本の要素がありますが、糖尿病患者さんや持病を持つ方へ「こんなふうに生きると、元気になれるよ」という勇気づけの本だと思っています。そもそも、この本を書こうと思ったきっかけは何ですか？

上田（以下、上）　僕が何かをやろうとするのは、いつでも直感なんです。「自分がやりたいことは何だろう」と考えるよりも、「まずは行動に移す」という生き方をしてきたのです。

谷　この本の中でも「まずは動いてみよう」という姿勢が貫かれていたんですけれども、本を書くということ自体も、そういう心の動きによって、行動に移したということですね。

上　そうです。あと、コンビニ経営を終えて、ひと段落したタイミングで、自分の人生を振り返ってリセットしたいという気持ちもありました。

谷　その後、本を書きながらも、ダイエットツアーや金剛登山、引っ越し、お遍路という出来事が、どんどん芋づる式に起こっていったということですね。実際書き終えて、どうでした？

上　自分の人生を振り返りながら、見定めながら書いてきました。文字に起こせたのは貴重な体験で良かったです。

谷　達成感は10点満点でいえば何点ですか？

上　満点の10点、いやそれ以上です。谷川コーチと一緒に書くことによって、自分が本当に書きたいものを引き出してもらって書けた！　という満足感でいっぱいなので、10点満点以上です。

谷　コーチの立場から言っても、継続セッションの過程でコーチングの手法（質問、傾聴、承認）を用いて、エピソードを再体験して意識化してもらったり、潜在意識を顕在化できたりしたのがよかったみたいです。具体的に、ここがうまく書けたなぁというところは？

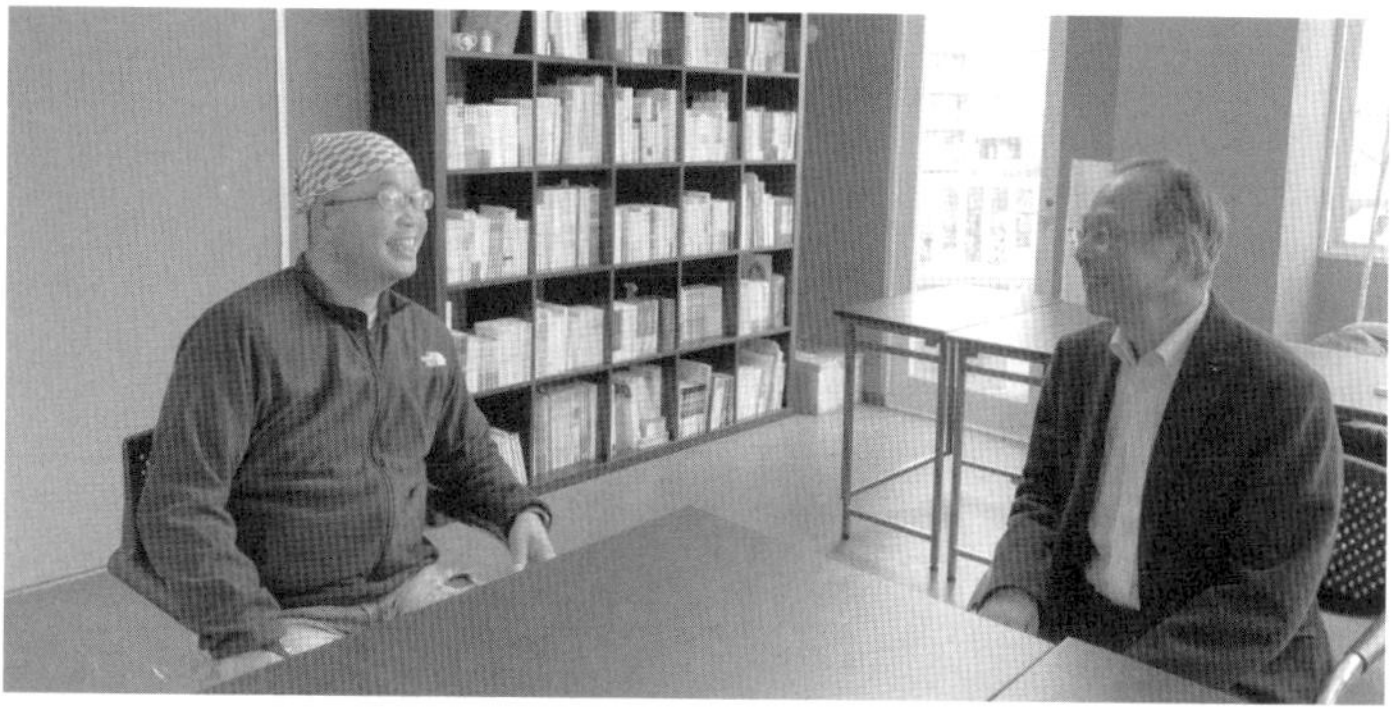

上　糖尿病になって体調が変化していく中で、一番身近にいる妻への感謝の気持ちが素直に表現できたのが良かったです。

それと当初は、コンビニ時代の苦労話を題材にして、「コンビニ経営なんてしない方が良かった」という、ゴールのないような、後ろ向きの本になりかけてたんです。けれど谷川コーチと出会うことによって、糖尿病患者さんへの元気づけの本にするという、明確なゴールが見えてきました。そのゴールに向かって、「自分の体験で何を書いていけばいいのか」がわかり、さらにそれを文字にすることによって、これからの自分の人生のあり方までも、明確になってきたんです。

谷　それはまさしくコーチング的なアプローチができましたね。GROWモデルっていうんですけど、目標（G：ゴール）を設定して、現状の資源（R：リアリティ、リソース）をもとに、それに向かって手段・選択肢（O：オプション）を考え、まず何をするかを決意（W：ウィル）するというものです。

普段から私はコーチングをするとき、単に目先の目標だけでなく、人生の大目的を描いていただいて、それを目指した行動を設定してもらうように心がけているのですが、それを体感してもらえて嬉しいです。

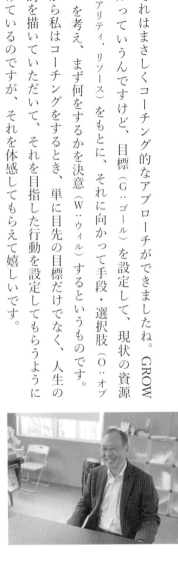

上　僕がそれを求めていたタイミングで、谷川コーチを出会えてめっちゃラッキーでした。

◆コンビニ時代を総括すると

谷　当初、コンビニ時代の苦労話をテーマに書こうと思われていたとのことですが、そもそもどうしてコンビニ経営を始めたのですか?

上　亡くなった祖母が昔、僕が小学生になったころ、近所に買い出しによく連れて行ってくれてたんです。よく行く漬物屋さんの店先で、僕が店員さんに成り代わって漬物を売ったら、店の人もお客さんも喜んでくれた記憶があって、小学校の卒業文集には「将来、物売りになりたい」とまで書いていていました。

実際はサラリーマンになったのですが、独立して商売を始めようと志したときに、個別のものを売る経験がなかったので、フランチャイズで経営できるコンビニにしました。

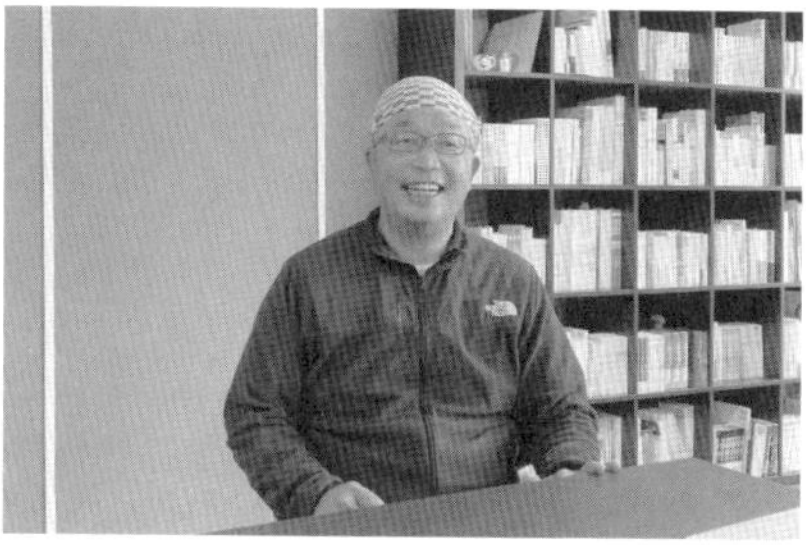

谷　コンビニの実績はいかがでしたか？

上　開店1年目は、万引き、不良のたまり場、クレームなど、お客様に試されているような状況が続いたのですが、それらがいい経験になって、2年目以降どんどん業績を上げていくことができました。それによって競合店が3店舗も閉店に追い込まれました。

谷　何が他の店舗と違ったのですか？

上　元気な挨拶と声がけです。お客様が入って来られたときには元気に「いらっしゃいませ」ものを買われるときには、商品名を復唱して、「ありがとうございます！」基本的なことなんですが、スーパーバイザーに、流行っている店舗に視察として連れて行ってもらったときに、どの店にも共通していたことです。「これだ！」って思いました。これを取り入れることによって、一番利益率の高い唐揚げの販売記録を達成したほどです。そうなると、お客様は、うちに唐揚げを買いに来るのです。そのついでに他の商品を買って帰ってくれるようなことが起こっていました。

谷　なるほど。挨拶の重要性は、金剛登山の前からよくご存知だったのですね。では、一番辛かったことは何ですか？

上　3年目に2店舗目をオープンして、良い人材も確保できるようになったので、8年目に3店舗目を始めようとしたときです。有能でやる気のある、23歳男性社員を店長候補に指名したのですが、ドタキャンして退職してしまわれました。プレッシャーに押しつぶされてしまったそうです。かわいそうなことをしました。

谷　それから学んだことは何ですか？

上　それまでは、社員やパートさんの気持ちを無視して、自分が先頭に立って「よし行くぞー」って旗をふって頑張っていました。けれど普段から、彼らが何を考えて働いているかを、しっかり聴いておかないといけないというのを実感しました。

谷　このことは、話し方の学校で「聴き力」を学ぶと、「ああ、そういうことだったんだ」って、わかることでもありますよね。

コンビニ経営を始められて10年目あたりから糖尿病を発症され、お仕事への影響が出てきた様子は、本文で詳細に書かれていますが、書いてみてどうでしたか？

上　経営を辞めるに至った経緯は、体調のこと、妻のこと以外にも、フランチャイズ店への契約形態が厳しく変更されたこともあったのですが、完全燃焼したと思えました。ものを売ることの喜びを実際に経験できたことは、貴重な財産です。

谷　それによって、これから何に生かされると思いますか？

上　今、取り組み始めた農家の仕事が、来年以降軌道に乗って販売できるように拡張されると、また、この経験を生かしたいです。自分が作った無農薬の野菜を売って、それを食べる人に喜んでもらいたいと思います。

◆糖尿病とどう向き合ってきた？

谷　コーチングでは、セッションを導入するときのツールとしてライフチャートを用いることがあります。ライフチャートでは、人生の課題になりやすい8つの分野について、それぞれ10点満点でスコアリングしていただきます。8分野とは、健康、人間関係、生活環境、仕事、お金、自由な時間、自己成長・学び、自己愛です。

これを用いて現状を把握したうえで、そこからどんな自分になりたいか、どんな変化を起こしたいか、自分自身に好奇心を持ってもらうきっかけにします。

糖尿病で「何もかもが、じゃまくさーい」のは、コンビニ時代と比べてどうなのか、今日はスコアリングはしないですが、ライフチャートの8分野の視点から伺っていきます。

まずズバリ、健康面についてはいかがですか？

上　口の渇きやおしっこの回数は、日常ほとんど気にならなくなっています。服薬の内容は変わりがないのですが、インスリンの投与量が半分に減ってきています。できればインスリンからは離脱したいです。

谷　人間関係はいかがですか？

上　コンビニ経営を辞めて、妻との関係が劇的によくなりました。そして今では、朝晩一緒にご飯を食べるので、会話の機会も増えました。手作りの食事を作ってくれて、カロリー計算はもとより、サラダや玄米食のバランスがよいように工夫してもらえているのが、糖尿病の食事療法にとって、大きな効果になっていると思います。

谷　生活環境も、引っ越しをされて大きく変化されましたね？

上　金剛山へ気軽に登れるようになったのはよかったです。そして農園を始めて、そこまで片道1時間かけて歩くようになったのも、糖尿病に対する運動療法としては、非常に効果がありました。

谷　お仕事はどうですか？

上　身体に対する負担は、コンビニ時代と今の農園作業で大きな変化はありません。でも本文に書いたように、コンビニ時代にはじゃまくさい糖尿病の影響がたくさんありました。逆に、今の外での仕事は、開放感があって気持ちがいいです。

谷 お金はどうなりましたか？

上 収入は減りました（笑）。

でも、付き合いで会合していた時の飲食代もかからなくなりました。会合の飲み食いは、もともと羽目を外すほどではなかったので、糖尿病への影響が強かったわけではないですが。

あと、車を使わなくなったので売却しました。近所のスーパーへも、歩いて行ってます。そうすると荷物を減らしたいので、余計な買い物をしなくなって無駄な支出も減りました。おやつも買わなくなったので、結果的に運動面でも食事面でも、糖尿病に良い影響を及ぼしています。

谷 自由な時間は？

上 仕事をやっていないので時間はたっぷりあります。掃除や洗濯もしています。時間の余裕があるので、車を使わず歩く生活になって、それが糖尿病にもいいです。

谷　自由な時間が増えて、糖尿病の食事療法に対する学びにも結びつきましたか？

上　はい。知識が蓄積されていって、行動に結びつけられて、それで良し悪しがわかっていきました。「血糖値が上がりそうだ」と思うと、だんだん余計なものを口に入れたくなくなってきますからね。

谷　糖尿病を治療していくうえで、自己愛は上がっていますか？

上　仕事を辞めて所得を下げてまで、糖尿病の治療に向かい合ったのは、一番身近な妻との関係を良くしたかったからです。それが良くなって自己愛は今とても満たされています。

谷　そうすると、8分野どの項目もすべて、点数が上がってきている状態ですね。あのまま、コンビニ経営を続けていたら、糖尿病はどうなっていたと思いますか？

上　糖尿病の病気どころか、もっと大変なことになっていた気がします。僕の知り合いでコンビニ経営をしていたオーナーさん3人が、仕事中に突然死しています。残された奥様やお子さんがとてもかわいそうでした。糖尿病はほおっておいたらよくなることは絶対ないので、もしかしたら自分もそうなっていたかもしれないと思うとぞっとします。

谷　ダイエットツアーが大きな転機と思われますが、一般に糖尿病患者さんは情報を持っていますか？

上　僕がダイエットツアーに行ったときは、純粋にダイエット目的の女性がほとんどでした。共通の目的を待つ仲間と過ごすのもいいからでしょう。お一人、アルコール依存の方が、アルコールが抜けるとどうなるかを体感したくて来ておられました。このような方は例外で、治療目的の方は他におられませんでした。

谷　診断時の教育入院では、投薬量を決める目的もあるので医療機関での管理が必要ですが、ある程度治療が継続されて落ち着いていて、そこでやや悪化傾向がみられている患者さんには、このようなダイエットツアーもお勧めだと思います。いかがですか？患者さんの会のホームページで、情報を公開するような。

上　それはいいでしょうね。僕は4日間で4kg減量できたので、とても効果がありました。晩御飯はスムージーがひと口だけで、「ええこれだけ!?」ってビックリしましたから(笑)。僕が行った施設は、テレビで紹介された人気のある所だったので、半年先でも予約が詰まっているようでした。糖尿病患者さんの療養もされるようになると、供給が追いつかないかもしれませんね。

谷　健康管理で、これから特に心がけたいことはありますか？

上　やはり体重を減らしたいです。現在74kgなんですが70kgまで。それには、食べるスピードが速いので、ゆっくり時間をかけて食べたいです。

谷　何に心がければいいと思いますか？

上　妻と会話しながら、食べればいいですね。今は、妻の倍の速さで食べて、さっさと席を立ってしまっています。妻は食事のとき、いろいろと話をしたいようですので、そうできれば僕にも妻にも良いことです。

谷　他にはありますか？

上　毎日体重を測定して記録したいのですが、続きません。記録をすれば意識づけができて、それによって食事量を調整することができるのはわかっているのですが。

谷　食べたものの内容を記録するだけのダイエット法を聞いたことがあります。体重測定を記録するのは、それよりもハードルが低いと思うのですが、どうすれば続けられるでしょうかね？　例えば、以前していたことに合わせてするとか。

上　それでしたら、話し方の学校で笑顔の自撮りをしていたので、自撮りと体重測定をした写真を、毎日Facebookに投稿してみます。仲間からのリアクションがあれば張り合いにもなりますし。

谷　それはいいですね！　ナルシスト効果で絶対うまく行きます！　私も投稿を見ることができますので、楽しみにしています。

◆話し方の学校で得られた価値

谷　YouTube講演家の鴨頭嘉人学長の「話し方の学校」で、スチューデントアシスタント（SA）をしていた私と出会うことになるのですが、受講前の予想や期待はありましたか？

上　生の鴨頭さんに会えるワクワク感と、本当に話し方がうまくなるだろうかという不安感と期待感がありました。

谷　受講してみてどうでしたか？

上　実際に会った鴨頭さんには、圧倒的な影響力を感じました。すごかったです。

それに僕は、自分の考えがうまく相手に伝えられていない実感がコンビニ時代からあって、それができるようになるヒントをもらえたのが大きかったです。

そのヒントとは、第1講での「聴き力」。衝撃的でした。

自宅に帰ってすぐに妻との会話でやってみると、会話がキャッチボールになりました。

それ以降、妻だけでなく、誰に対しても意識するようになり、以前は途中で口を挟んでいたのが、相手が話し疲れるくらいしっかりと聴けます。そして聴いた分だけ伝わるのです。

谷　「話し方の学校」のベーシックコースでは、話し方を教えないことをモットーにしていますから（笑）。話すためのコンテンツ（内容）やデリバリー（表現）の土台にマインド（考え方、心の矢印）があって、「言葉のプレゼント」をするには、まず十分にマインドを鍛えましょう、というのが学校のポリシーですものね。

他にも、受講前には想像できてなかったことはありますか？

上　他にすごくビックリしたのは仲間の承認です。「こんな承認空間なら何もできないことはないのでは」って思いました。全員が協力してくれて。承認してもらえて成功体験をした人が、また人を承認できると思うんです。普通の学校や職場が、こんなふうになったらいいのですが。

谷　印象深かったワークはありましたか？

上　1分くらいの動画を観て、それがどういうふうに展開していくかを想像して、直後に1分間で説明するワークがすごく難しかったです。アワワってなってました（笑）。

人がするのを見て、後半だんだんできるようになって、インプットするとともに、相手が受け取れるようなアウトプットをするのが大事だとわかりました。「想像して物を創造する仕事の人」に、特に必要ですね。今まではそんな考え方をまったくしていなかったから、想いをちゃんと伝えられてなかったのですね。

谷 このワークは第3講で行われたもので、コンテンツ、デリバリー、マインドの総合力が必要です。1分くらいの動画も大喜利の題材みたいに面白くて、生徒さん達も盛り上がっていましたね。座学だけでなく、こんな楽しいワークで実践力が身についていくのですが、実際マインドを学んで、心がけておられることは何でしょうか？

上 「うまく話そうとするの、禁止」を意識して、心の矢印をいつも相手に向けるようにしています。それと、「相手の関心に関心を持つ」という意識もしています。

谷 3分スピーチで、40人の前で話してみてどうでした？

上 最初は緊張しましたが、承認空間なので、仲間が受け入れてくれて、気持ちよく話せました。

自分の伝えたいことを、みんなと一緒に共感してもらえてるって感じで。

谷　心の矢印がみんなの方に向いていたのですね。

私は事前に原稿を見せていただいていたのですが、実際のスピーチでは、会場と一体になってマインドを乗せてしゃべっておられたので、とっても熱のこもったものになっていて、原稿とはぜんぜん違った印象のスピーチになっていて驚きました。

これから、話し方の学校で学んだことで、何を大切にして生きていきたいと思われますか？

上　楽しく人生を送っていきたい中で、人との会話が大事になってくると思うんです。

自分の話を聴いてくれた人が、笑顔で幸せな気分になってもらえるような話し方で、メッセージを伝えられるようになりたいなって思いました。

谷　わぁ、「言葉のプレゼント」をされている姿が目に浮かびます！

◆金剛登山の魅力

谷　金剛山ならではの魅力はなんですか？

上　金剛山にしたのは、たまたま知人が登ったことがあったからなんですが、導かれていたような気もするんです。

谷　というのは？

上　初めて金剛山へ行くとき、登山口へ着く前に、「見たことがある景色やわ」と思ったんです。その5年前に英会話の個人レッスンを受けていたときに通っていた先生のお家があって。

谷　縁があったのですね。他に魅力は何ですか？

上　常連さんがおられたのも励みになりました。けれどどんな事情で登り続けているかとか、何回登っておられるかは、聞かないようにしていました。

初めのころ「何回目ですか?」って聞いたことはあるのですが、「もう、わかれへんわ～」
それを聞いたときに、もう回数やないんやなって。習慣には、もはや回数は関係がないんです。すごいな、かっこいいなって思いました。

谷　山頂でスタンプカードにハンコを押してもらえるのもよかったですよね。

上　登山のモチベーションを上げてもらうための仕組みなんです。僕も結果的に200回登りましたが、いちいちカードを出すのがじゃまくさく感じるときもありました。そんなときは、「ちゃんと出しやー」って、催促されることもありました。
カードを切り替えるときなんか、「名前書いといたよー」とか。
だんだん顔見知りが増えてくると、山に行けば誰かいてる、知ってる人がいてるって。
人とのコミュニケーションを図れる山です。

谷　いつの登山が一番大変でしたか?

上　やっぱり初日の雨での登山です。登っている時きつくて、もう無理かと思いました。

谷　次の日にまた登ろうと思ったのはどうして？

上　どうしてですかねえ。コンビニを辞めていたので、家にいてもすることがないからですかね（笑）。1週間くらいは続けようかなって思っていたからですかね。

谷　登山に対する、今の想いは何かありますか？

上　登山は、人とのコミュニケーションを図れる趣味です。他の一般的なスポーツ競技のように、時間的な制約が特にないのもいいです。そのうち富士山も登りたいのですが、金剛登山も何らかの形で継続したいなぁとは思っています。行き交う人と一体感をもって登れるのが楽しいんで。80歳までは健康でいたいと思っていますので、動ける身体にしておきたいです。山を登っていると、物欲がなくなってくるのもいいです。自然の中にいると、それだけで満足できます。

谷　それは、お遍路にも共通する感覚ですね。

◆引っ越しの意外な効果

谷　引っ越しして、何が一番変わりました？

上　金剛山に近くなって、気軽に登山ができるようになりました。

谷　お遍路のあと、家から歩いて1時間のところで農園もされるようになりましたね？

上　はい。野菜は自分が手をかけた分、ちゃんと育ってくれます。肥料をあげた次の日に花が咲いていると嬉しく感じます。採れた野菜を食べているのですが、無農薬で美味しいです。

谷　新たな人との出会いはありましたか？

上　今、野菜を作り方を教えてくれている方は、元バーテンダーの方で、そんなに広い土地ではないのですが、野菜を売るだけで生計を立てておられます。そんな暮らしもいいなぁと思います。

谷　苦労することはありますか？

上　まだ1年経っていないので、そんなに苦労はないです。それはコンビニ経営とは違います（笑）。これまで、トマト、ピーマン、かぼちゃ、トウモロコシ、オクラを作りましたが、まだ夏しか経験してなくて、野菜は1年単位のところがあって、大根やニンジンなどは、これからです。

谷　今後どうやっていきたいですか？

上　まずは1年を通してきっちり野菜を作って、何かあったときでも自給自足できる生活のスタイルにしたいです。土さえあったら生きていけるような。野菜が余分にできるようになると、それを人に提供したり、お弁当屋さんに供給できるようになったりします。コンビニ経営のときは生活していくために仕事をしていましたが、農園は違います。自分が好きなことをして、それで作物が育って、それを売ってその収入で肥料を買って、また自分が好きな作物を育てて。最高の人生です！

◆糖尿病おじさんにとってのお遍路

谷　糖尿病の自己管理をしながら、お遍路を歩かれるのは大変だったと思いますが、途中で体調の変化を感じたことはありましたか？

上　自分が糖尿病であるということを忘れていたような感覚です。服薬は朝晩2回キッチリしていましたが、今から考えると危険なことをしていたのかなとは思います。
午前5時に起床し、午前6時に出立。1日歩いて、午後3時に宿に着いたら、洗濯、買い出し、入浴、食事、次の日の予定と宿泊予約をして、午後8時に就寝。
血糖は簡単に測れるとはいうものの、ぴっちり詰まったスケジュールにかまけて、していませんでしたから。
何より体調がだんだんよくなっていたので、その必要を感じていなかったせいもあります。

谷　食生活で工夫したことは？

上　2食しか食べなくなったことですね。コロナの影響で、宿泊先での食事が提供されなかったことが多く、夜はコンビニ弁当でした。サラダは買って、弁当の前に食べていました。

谷　歩いていて、途中一番辛かったのはいつ？

上　21番の太龍寺のあたりの山道で、足の裏のマメが痛くて痛くてたまらなくなったときです。できるだけマメが地面のでこぼこに当たらないように気をつけながら歩いていましたが、足がズルっと滑って、水疱がブチっと破れたのがわかりました。

逆にそれから「もーええわ」って開き直って、激痛でしたけど、どんどん歩きました。かばうものがなくなるってこういうことなんやなって思いました。そのあと、靴下を2枚履くとか、靴の中敷きを買って対応していき、歩き旅を続けていく工夫をしました。

谷　どうしてやめなかったのですか？

上　人と出会うことで、モチベーションが上がることがありました。

家に帰っても、することがないし、それならここで好きなことを続けていようと(笑)。

谷　やめるという選択肢がもともとなかったのですね。それが物事を継続するコツなんでしょうね。継続するのにピンチな出来事といえば、標高911メートルの66番雲辺寺《うんぺんじ》での宿探し事件も大変でしたね。お昼を回ったころに、私のメッセンジャーに連絡が入り、

「今晩泊まるところがないのですが、どうしたらいいでしょうか?」

雲辺寺横のお遍路小屋が閉鎖されていたので、当てがはずれて困っておられたのですね。

私もお遍路経験者なので土地勘はあるので、周辺の心当たりのある宿を紹介したのですが、どこも空いていなくて。

でも、そのとき、お遍路の順路と反対側に山を下りたところの民宿を自力で探し出されたのは、ファインプレーでしたね。


上　宿の主が山を下っている途中まで迎えに来てくれたのも助かりました。

日が暮れかかっていましたので危なかったです。本当に人の温かさを感じました。

計画性がないのを反省して、それ以降、前日には宿泊予約をするようにしました。

谷　えっ、それまではずっと当日に予約されていたのですか!?

上　コロナの影響で、だいたいどこも空いていて安心しきっていました。

谷　私の場合は、1日40キロは走りたいというところから計画がスタートし、ちょうど良い距離のところの宿を探します。計画を立てた時点で、2ヶ月前でも宿泊予約していました。「そんな先の予約をするんですか！」と驚かれたこともあります（笑）。お遍路は山も海も景色のいい所が多くて、私は自然の中を走ることができるのが楽しみだったですが、特に心に残っている風景はありますか？

上　88番大窪寺へ向かう標高770メートルの女体山からの景色です。結願のゴールが目前なのに、岩場の難所があって、標識もなくて、上を見たら鎖がバーっとぶら下がっていて、「えっ、ここ行くの？」っていう感じで。杖の2本持ちには特にきつかったです。だから登り切って見た下界の風景は格別でした。

谷　歩きながら何を考えていましたか？

上　何も考えてなかったですね。見るもの見るものに対して、ああそうなんやって、そのまま受け入れている感じですよね。余裕がなかったのかもしれませんが。

谷　実は、私も「走っているとき、何を考えているのですか?」ってよく聞かれるので、あえてこの質問をしてみました。私も「何も考えてません」って答えます（笑）。走りながら、変わっていく景色や風の音を楽しみながら、一歩ずつ進んでいる感じなので、たぶん同じような感覚です。

マラソンの大会でしたら、身体の調子について自分に声かけしたり、ペース配分や次のエイドステーションで何をするかを考えたりしてはいますが、普段はあるがまま受け入れて走ってます。

ところで、お遍路から帰ってきて、最初に病院に行ったとき、主治医の先生の反応はどうでしたか?

上　診察室に入るなり「どこ行ってきたん?」ってビックリされました。

検査値はいいし、精悍で細くなってるし。

「僕、先生に怒られたのがショックで、お遍路へ行ってきたんです～」って言ったら、

「うそやろー、僕のせいとちゃうやんな～」（笑）

谷　いやぁ、先生のおかげですよね。その勢いで、１ヶ月後には高野山へも行かれたんですね？

上　はい、満願しました。ゴールデンウイークが終わり、コロナの閉鎖が明けたころに行きました。奥の院で納経帳を書いてもらっているとき、橋本から7時間歩いて登ってきたことを伝えると、驚かれました。納経帳は母親にプレゼントしました。

谷　満願、おめでとうございます！お遍路旅の間、奥様とは会えなかったわけですけど、何か感情の変化はありましたか？

上　やっぱりこうやって、自由気ままに歩かせてもらえてるのは妻のおかげやなあって。ラインでもいつも気にかけてくれるメッセージが入っていたので、１日に１回必ず連絡を取り合っていました。糖尿病のこともありましたし、終盤の香川県ではコロナも出始めていましたので、心配をかけてしまっていたと思います。もし次回行くとしたら、妻と一緒にゆっくり回りたいですね。

谷　お遍路の間、人と接することで、何かを感じたエピソードはありますか？

上　お接待で、いろんなものをもらったのがありがたかったです。77番の道隆寺では、「自分の息子がこれを作ってるんです」って高さ2センチくらいの石のお地蔵さんをいただきました。お遍路だからといって別にあげなくてもいいわけですし、僕に何も見返りを求めないで与えてくれてるっていうのは、嬉しいですね。「それは日本だけの文化です」って外国のお遍路さんにも言われて、日本人に生まれて誇らしかったです。

谷　外国のお遍路さんとも、よく異文化交流されていましたね。

上　歩き遍路は外国人の方が多くて、彼らは日本の文化や言い伝えをよく知っておられました。学びに対してものすごく積極的で、日本人以上にまじめやなって思いましたね。言葉が全然通じなくても翻訳アプリを使ってコミュニケーションするし。自分が外国へ行っても、そんなことできないです。

谷　外国の方にとっても、日本は安全な国だという安心感もあるのかもしれませんね。

お遍路を歩き続けていて、何か心の変化や、内面の状態に変化はありましたか？

上　諦めるってことがなくなりました。そして人のせいにもしなくなりましたし。やるかやらないかは自分次第だし、良いようになるのも悪いようになるのも、自分の行動次第なんですよね。

それにお遍路では先へ進むほど、感覚が鋭敏になりました。特に聴覚。まったく静かなところを黙々と歩いているでしょ。ホンマに静かなんですよ。けど、何かが聞こえてくるんです。めっちゃ耳が敏感になったなぁって。

視覚でも、道端の小さな花に目がいくようになるんですよ。偉大やなって感動できるようになるんです。めちゃくちゃきれいな風景をパッと見たとき、誰でも「わぁー、きれいなぁ」って思うかもしれないんですけど、その風景の中で、ちっちゃいものがより引き立って見えるとか、なんかすごくそのちっちゃいものがいいなって。

谷　自然とともに歩き続ける旅をすることによって、感受性が高まるんですよね。私も日本縦断のとき、そんな感覚になりました。そういうのを体感していると、日常へ戻った中においても、何か大切にして生きないといけないなってことはありますか？

上　生きてるっていう感覚、つまり、呼吸するとか、見ることであるとか、食べることであるとか、普段当たり前にやってることが大切やなって。

谷　それを大切にしていたら、どうなりますか？

上　健康で長生きしたくなりますね。物欲がなくなって。今の生きているスタイルを保ちながら元気に生きていく。特にお遍路をしていたら、空気、水、太陽、この3つが重要だって実感できますよね。日中歩いていれば太陽の光を浴びて、呼吸して、水を飲んで。この一つでもなくなると人間って生きていられないじゃないですか。ただで得られる当たり前のものと思わないで大切に使う、ありがたいと思いながら生きようと思います。

谷　空気、水、太陽っていうのは、「空海」そのものですよね。空に空気と太陽があって、海に水があって。お遍路をしていて、弘法大師さんと同じ境地へ行かれたんですね、同行二人で。

◆「脱、軽い運動・食事制限」のコツ

谷　しっかりした運動をするには、きっちりと準備をすることが大事ですということで、ウォーキングを例にして服装やシューズを挙げておられますけど、他に何かありますか？

上　歩くコースを複数用意しておくことです。コースが変われば気分が変わって飽きません。それに対して、歩き始める時刻、歩いている時間、距離は変えない方がいいです。ルーティン化して身体に染みこませることです。辞めたいとか、人のせいにしたいとか、感情に支配されないように。僕が金剛登山を続けられたのも、そこを決めて習慣化していたからです。

谷　そういえば、お遍路も同じですね。毎日毎日、同じ時間に起きて、歩いて、食べて寝て。「習慣が煩悩を駆逐する！」いい気づきを得ました。それで最終的に悟りの境地に至れるっていう仕組みなんですね。お遍路のときにはサラダを食べる習慣もあったとのことですが、今もサラダは食前に食べておられますか？

上　はい、自分の農園で採れた野菜を、サラダにして食べています。自分で作るということは、無農薬というのがわかっていて安心感があります。スーパーで売っているのは大量生産用に農薬が使われていて、かぼちゃなんかの甘さは人工的な感じがします。無農薬のかぼちゃは自然な味で美味しいですよ。自分で作れない人は、一度インターネットで取り寄せて食べてみられたら、違いがわかると思います。少々値段が高くても、身体に入れるものですから、いいものを選びたいですね。

谷　知らない間に身体に悪いものが蓄積されるのが怖いですよね。気持ち的に明るくなれるのは、やっぱり笑顔で挨拶だと思いますが、金剛登山が続いた理由の一つでもありました。

上　登山のときは、足場が悪いので、ほとんどの人が下を向いて歩いています。僕は上を向いて笑顔で挨拶です。そうすると気配を感じるのでしょうかね。7割くらいの確率で、ぱっと顔をあげて挨拶してくれます。

谷　登山のとき以外、日常ではどうですか？

上　一番身近にいる妻には、照れ臭くってしてないですねえ。明日から朝一番に「おはよう、今日も一日元気で過ごそう！」って言ってみます。

谷　それができると自己愛も高まりますよ。最近、ナルシストはいかがですか？

上　今また体重が増えてきているので、お風呂のときに、鏡の前で自分の姿を見るのを避けています。体重計に乗らないということは、太っている自覚がある証拠なんです。最近、妻に「まるちゃん、まるちゃん」と言われるので、痩せるために何かしようかと思っているところです。

谷　今日をその「きっかけ」にされたらどうですか？　まず動いてみると、どんどんいいことを引き寄せてこられる人ですもの。笑顔と体重計に乗るのと組み合わせて、何かできませんか？

上　「話し方の学校」のFacebookのグループページに、笑顔の自撮りと測った体重を写して、毎日投稿してみます。

谷　いいですね！　やりたい度合い、できそう度合い、やってみたときの効果は、それぞれ10点満点で何点ですか？

上　体重を測定すると、食べるものを意識するようになるので痩せると思いますし、糖尿病のコントロールをよくするために、ぜひやってみたいですね。毎日の投稿は、仲間が応援してくれて励みになるので、続けてできそうです。なので、全部10点です。

谷　登山でもお遍路でも、習慣づけて続けるコツをご存知なので、これも大丈夫です！　続けていれば、体重も減って糖尿病にもいい影響が出てきます。やってみましょう！

◆コーチングに出会って

谷　お遍路から戻られたタイミングで、私からコーチングを受けられたわけですが、受けてみてどうでした？

上　当時は、この本を書くのにあたり、何を書けばいいのか途方に暮れていた時期でもあって、いろいろと質問いただくことで、自分の心の底に眠っていた本当に書きたい想いが見つかったきっかけをいただいたんで、ものすごくありがたかったです。

谷　一般的にコーチングセッションを始めるときは、「ラポールの構築」といって、信頼関係を築くところから対話を進めていくのですが、すでに話し方の学校で一緒にワークをしたり、雲辺寺周辺の宿探しをしたりして、そこがベースとしてでき上がっていたのもよかったです。

上　〝相性がいい〟というのもありますね。谷川コーチのしゃべり方であったり、顔の表情であったり、物腰とか、そういうのが自分と合っていて、その中で引き出されていった感じです。

谷　楽しかったことや辛かったこと、いろいろと体験談を伺ったのですが、そこから本当はどうなりたいのか、その答えはすべて心の中に持っておられるんだ、という気持ちでコーチングしていました。コーチングの手法はいかがでしたか？

上　コーチングっていうのは、コーチが質問することによって、クライアントの口から言葉を出してあげる、そういう作業なんですよね。

コーチはただアドバイスをするのではなくて、クライアントは教えられたことを鵜呑みにするのではないです。

コーチとの対話によってヒントをもらって、自分が本当に思っていることを、自分で気づいて言葉に出して、耳に入って「そうなんだ」と気づく、理解していく、そこがすばらしくって、魔法みたいでした。

谷　コーチングの効果を実感いただいて、月1回の継続セッションを行うようになったのですが、継続的に行うことのメリットは何か感じられましたか？

上　3ヶ月先や半年先の長期的なビジョンを設定して、途中で状況をそのつど確認してもらって軌道修正していけるのがよかったです。

あと、強みや弱みに対する自分自身の理解が、回を重ねるごとに深くなっていきました。

谷　コーチにとっても継続している分、情報が増えますよね。セッションでは、どの場面で探求してもらうのがよいか、どこで最も大きく感情が動いてエッセンスが抽出できるかを考えているのですが、そういう面でコーチ側にとっても、クライアントさんへの理解がより深まるので効果的です。

上　だから、長く関わってもらうことで、最終的に得られる成果も大きくなりますね。

谷　そうなんです。だからこそ、継続的なコーチングができれば、慢性的な疾患をお持ちの患者さんには特に、病気とうまく付き合ってもらえると思うんです。治療に対してどう取り組めば成果が出るか、コーチングで気づいてもらい、実際それで成果を出して身体が元気になってもらいたいです。そこから一歩踏み出して、前向きにいろんなことにチャレンジしてもらえるように支援すれば、精神的にも元気になることができます。コーチ冥利につきますね。

上　コーチングの継続セッションって、糖尿病にとってのワクワク元気法ですよ！

◆糖尿病おじさん、これからの人生におめでとう！　ありがとう！

谷　本を書き終えられた今、改めて予祝したいことは何ですか？

上　「人生の自由を勝ち取るために、糖尿病のコントロールがうまくでき、どんどん新しいことにチャレンジできておめでとう!!」って予祝したいです。

じゃまくさーい糖尿病に、以前は自由を束縛されていたのが、金剛登山やお遍路で元気になっていき、さらにコーチングで、自分にとって生きていくうえでの大目的、価値観が「人生の自由を勝ち取るために」ということだと気づくことができましたから。

それらが全部うまくいっているイメージです。

谷　そうなれば、周りの方々はどうなりますか？

上　両親にも妻にも、どんどんいい影響を与えられていけると思います。

最近父親が、けがをしたり病気になったりで、入院や手術をすることになって、今は特に、両親のケアをしていく時期になってきたと実感しているところです。

それに今まで苦労をかけた妻にも、これからも感謝を伝えていきたいと思っています。

「僕が元気で健康であることで、両親も妻も、元気で健康になれてありがとう!!」

こんなふうに感謝しながら、毎日を過ごしていければいいですよね。

おわりに　その1

プロコーチ　谷川拓男

「はじめに」のところで、この本を持ってレジに向かった糖尿病の男性は、その後どうなったでしょうか。


「糖尿病おじさんのワクワク元気法」のエッセンスである、一歩踏み出す行動を始めます。

その一つがコーチングを受けること。

すると〝人生の大目的〟を認識するようになれました。

その大目的を達成するためには？

そう考えると、糖尿病に対してだけでなく、生き方そのものが前向きになります。

前向きになってどんどん行動を起こしていくと、芋づる式に結果が伴ってきます。

良い結果ならそれを受け入れて次の行動へ進み、悪い結果なら方法を変えて別の行動に移ります。

そして今では、このワクワク元気法を体現する人になって、自分の人生の大目的に近づいていく日々を過ごしています。


そう、「この本を買う」という、一歩踏み出す行動が、そのきっかけになったのです。

こんなふうに、本書を手に取ってくださったことで、自分らしい元気法に取り組まれる方が、一人でも増えることを願っています。

人生を豊かにするヒントが、いっぱい詰まっていますからね！

おわりに　その2

糖尿病おじさん　上田昇司

四国お遍路の歩き旅を終えて1ヶ月後に、僕は高野山の奥の院に、満願成就のためのお礼参りにいきました。本来なら、88番の大窪寺から直接行きたかったのですが、当時はコロナの影響で納経できず、やむなく1ヶ月後になったのです。

お礼参りは、和歌山の橋本駅から歩くことにしました。7時間はかかりました。妻からは、「電車とケーブルカーとバスを使っていけばよかったのに」と言われましたが、ふとから歩いて行ったのには理由があります。四国お遍路の経験から、僕の目的は、単にお寺へ行くことではなく、歩きながらいろんな出会いを楽しむことになっていたからです。

道端に咲く花、鳥の声、森の空気、山のわき水、陽の光……。

お遍路でのお宿やお接待で出会った人とは、心のぬくもりや励まし、学びをいただきました。人だけではありません。人が創り出したもの、例えば「詩」にも。

本編でも記した「詩」には、これからの生きる指針を得ることができました。


お遍路の歩き旅の余韻を味わうように、九度山の慈尊院から高野山の大門までは、旧参道の町石《ちょういし》道《みち》を登りました。

町石とは、高さ3mを超す五輪塔型の石柱のことで、これも、いにしえに人が創り出したもの。1町（109m）間隔で、22キロの道のりに180基も建てられています。その8割以上が、鎌倉時代に建てられたそうです。

800年ほど前から、高野山を目指す旅人を見守ってきた町石。


その町石を、一つひとつたどりながら歩いていると、大きな時空の中に生かされている自分に気づかされます。そして登り坂の途中で一息ついたとき、ふと感じました。

今の僕もまだ人生の登り坂の途中、発展途上にあることを。


だからこそ、せっかく手に入れた元気法を、これからも継続させていこうと思っています。

糖尿病とお付き合いしている皆さま、一緒に頑張っていきましょう！

僕もその一員、仲間ですからね！

僕と谷川コーチが創り出したこの本を道しるべにし、ワクワクしながら元気になっていってください。僕がお遍路で出会った「詩」から、生きる指針を得たように。

そう祈りを込めて願いながら、筆を置きます。

謝辞

みらいパブリッシングの副社長の田中英子さんには、2020年の1月に、名古屋駅の待合室で初めてお会いして以来、実際に出版までアシストしていただき、本当に感謝しております。また、編集担当の市川弘美さん、岡田淑永さん、構成のアドバイスから対談のセッティングに至るまで、大変お世話になりました。

そして、僕の一番信頼している妻には、いくら感謝してもしきれません。ありがとう。これからもよろしく。

最後に、この本の中に登場されたすべての方に、お礼を申し上げます。ありがとうございました。

病気があっても一歩踏み出し元気になりたい‼

そんなあなたをコーチングで応援させて下さい！

１回６０～９０分　単発＆継続コース（３か月、６か月、１年）

コーチングを受けるとどう変わる？

☑ 病気のケアや治療に対し、前向きに取り組めるようになる
☑ 持病があっても、新しいことにチャレンジし、行動が続けられる
☑ 仕事と病気のバランスを整え、不安を軽減できる
☑ 自分らしい生き方を発見できる
☑ 家族や支えてくださる方々に、感謝が生まれる

まずは体験セッション　読者限定 特別ご優待！（先着 30 名様）

この本を購入した時のレシート提示で、通常の体験セッション料金の半額でご提供！
お申込みや費用等、詳細は下記 URL をご参照ください
その他の医療サポート、ビジネス、ランニング等に関する
コーチングでもご優待いたします。下記 HP をご参照下さい

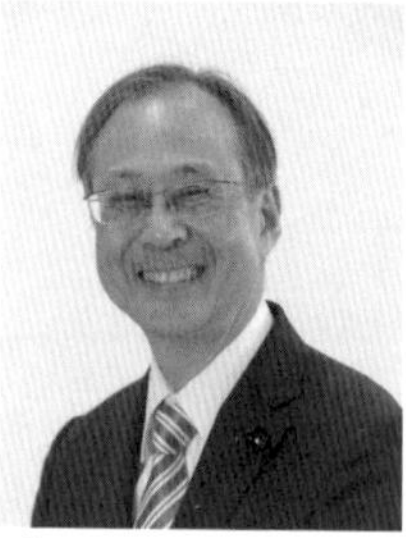

プロコーチ谷川

読者限定 URL
news.coach-tt.com/trial

公式ホームページ
coach-tt.com

上田昇司（うえだ・しょうじ） Nick ウエダ

1968年大阪府生まれ。東大阪市岸田堂在住
大阪産業大学附属高校卒
子供のころから漠然と商売がしたいそんな小さな思いが実を結び、平成17年5月にコンビニストアのオーナーになり夫婦で14年間やりがいを見つけて没頭するが、健康上の理由でフランチャイズの契約を終了。やりがいや人生を全てリセット、自分の居場所を探しに山に登ることになる。
人生の後戻りができない時期に人との出会いを通じて人生のあり方を学ぶ。

谷川拓男（たにがわ・たくお）

医師（生命保険会社医事総括役 / 医学博士） ウルトラジャーニーランナー
講演家 プロコーチ

1961年大阪府生まれ。奈良県生駒市在住
奈良県立医科大学 大学院修了
産婦人科の勤務医として10年間従事したのち、生命保険会社の査定医に転身。その2年後、37歳から趣味のランニングを始める。家の近所を15分走るのが精一杯だったのが、1年後にはフルマラソンを完走し、それを機に長距離ランニングに傾倒。

以後21年間でフルマラソン123回、100キロマラソン58回完走。

萩往還250キロマラニック13回連続完踏。

2008年から2018年まで6回に分け、「四国走り遍路」1120キロを全27日で結願。

2013年には日本縦断、宗谷岬から佐多岬までの3146キロを59日間で走り旅。

2019年「話し方の学校」でパブリックスピーチを学ぶ。

2020年、パワーパーソン養成講座を修了し、認定コーチとなる。


現在、査定実務、医事研究、アンダーライター教育など幅広く保険医学に関連する業務に勤しみながら、走る楽しさを伝える講演家として、また元気と笑顔をプレゼントするプロコーチとして、多忙な日々を過ごす。

「走って話して楽しんで、みんなに笑顔をプレゼント!!」

写真でたどる 糖尿病おじさんの ワクワク元気法

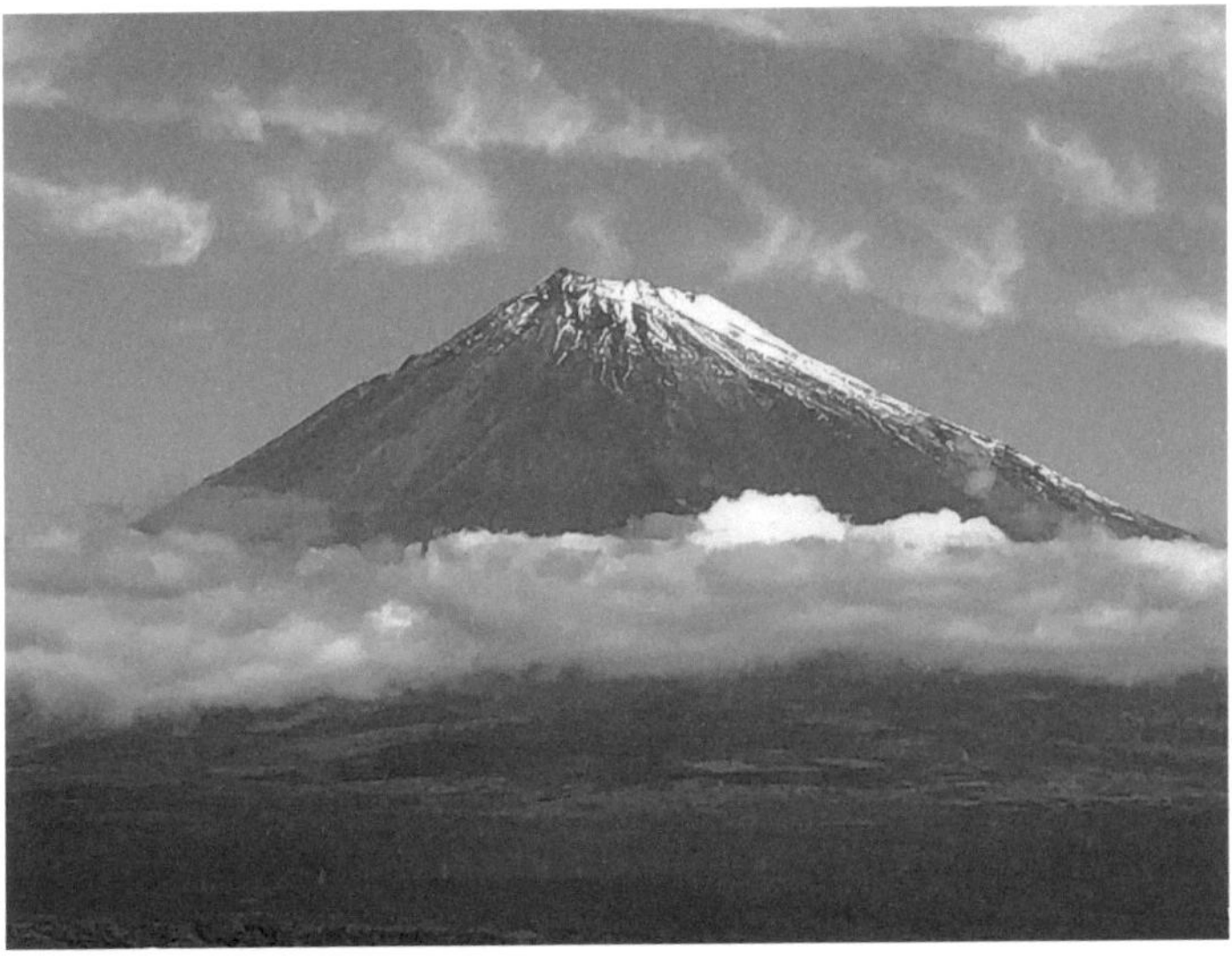

2019年10月　富士山
ダイエットツアーに向かう車中から妻が撮った奇跡の一枚

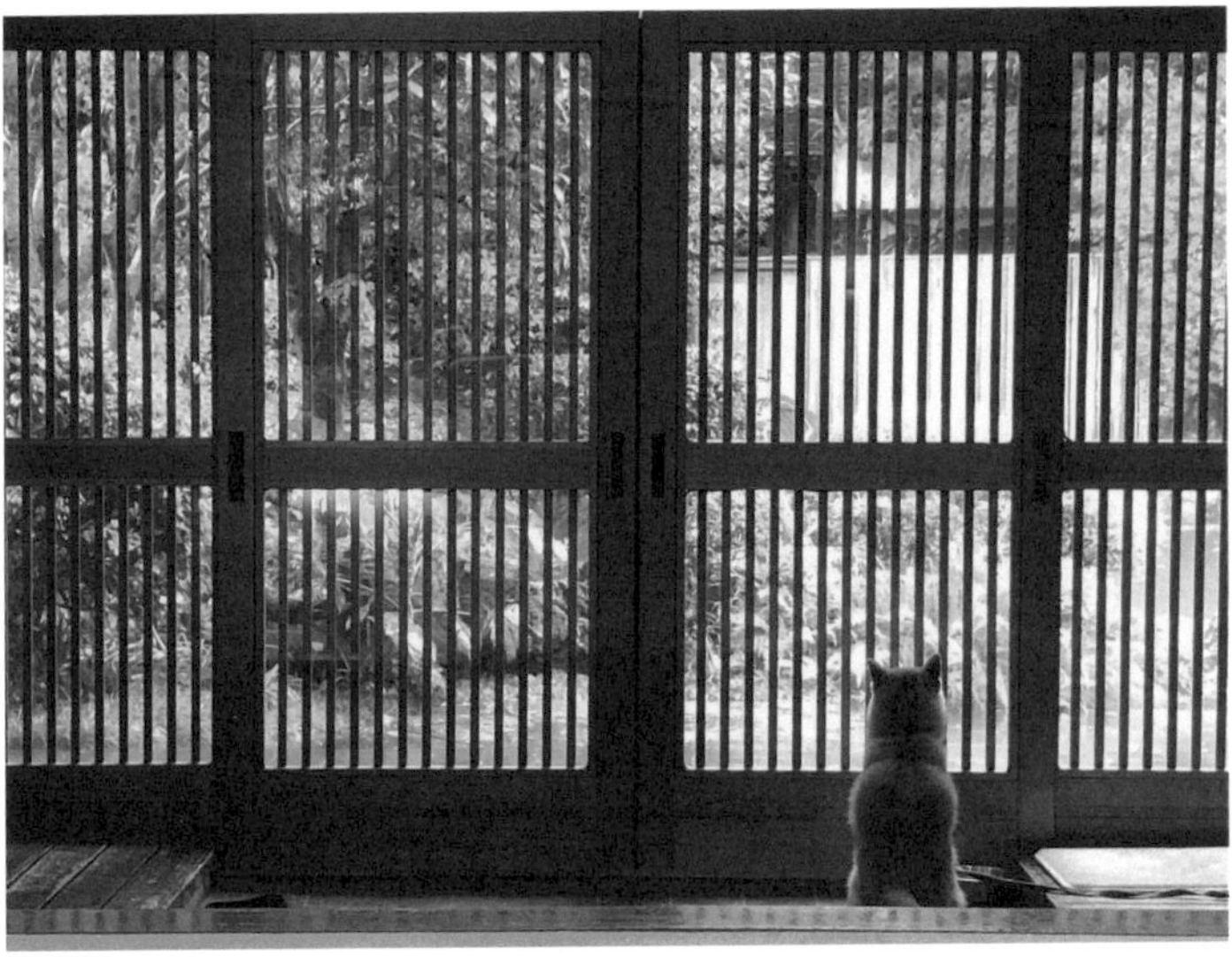

ダイエット合宿初日　「やすらぎの里」玄関　お出迎えの犬

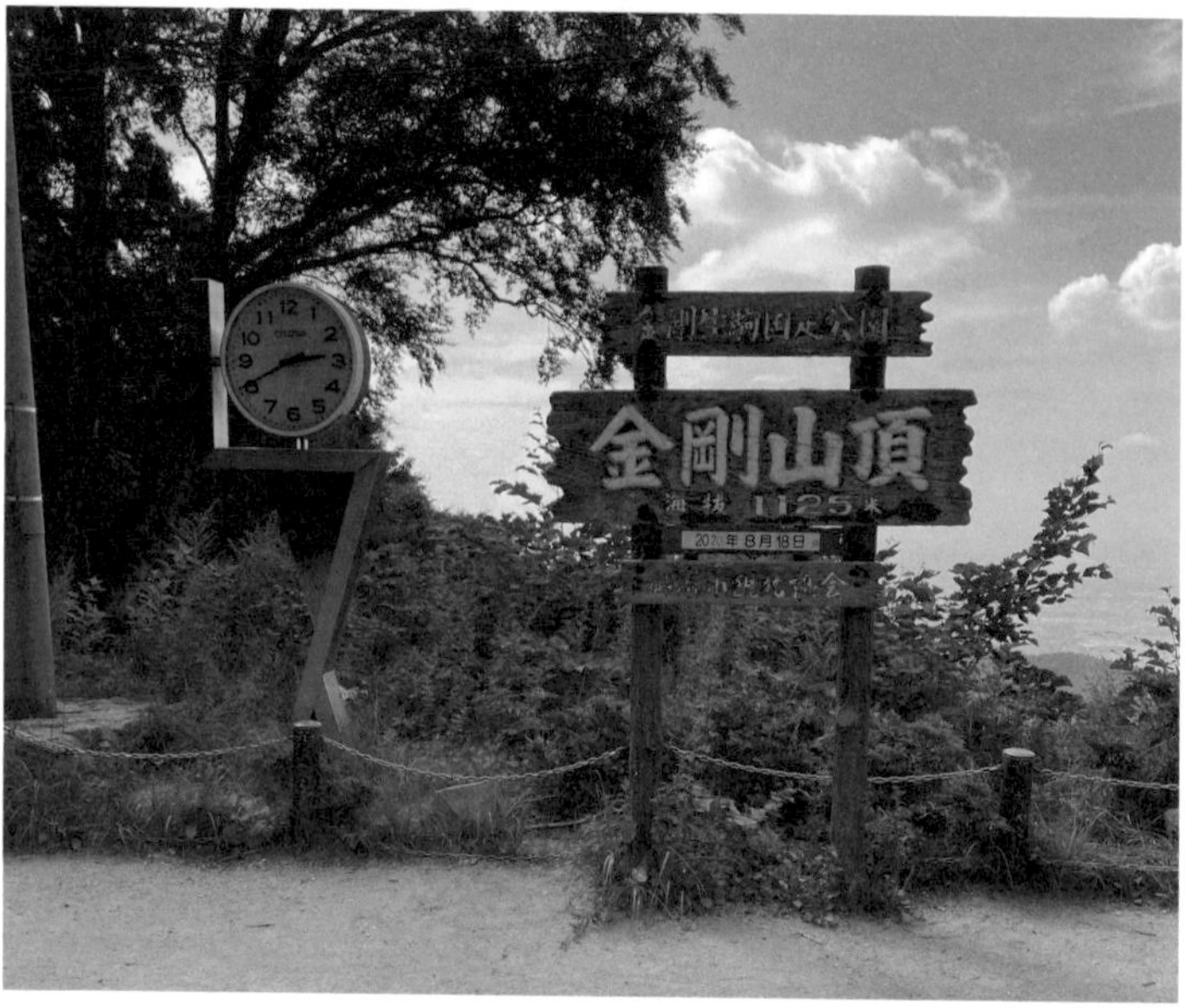

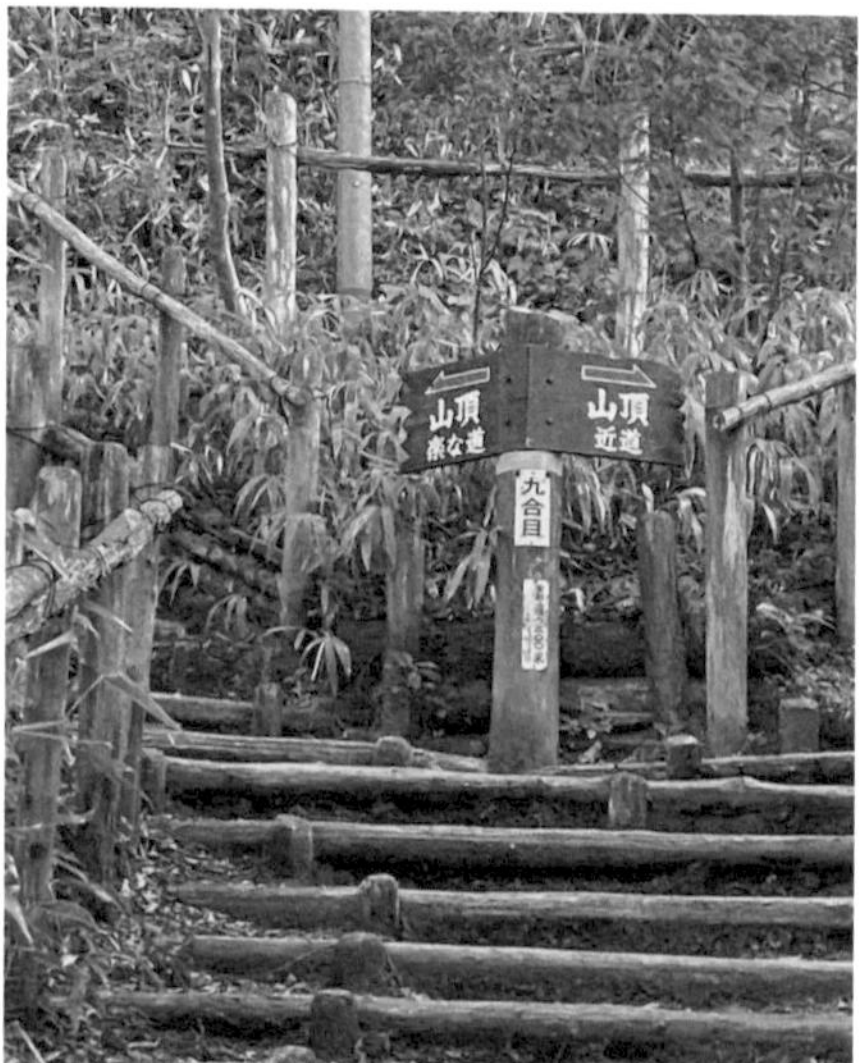

2019年8月　金剛山

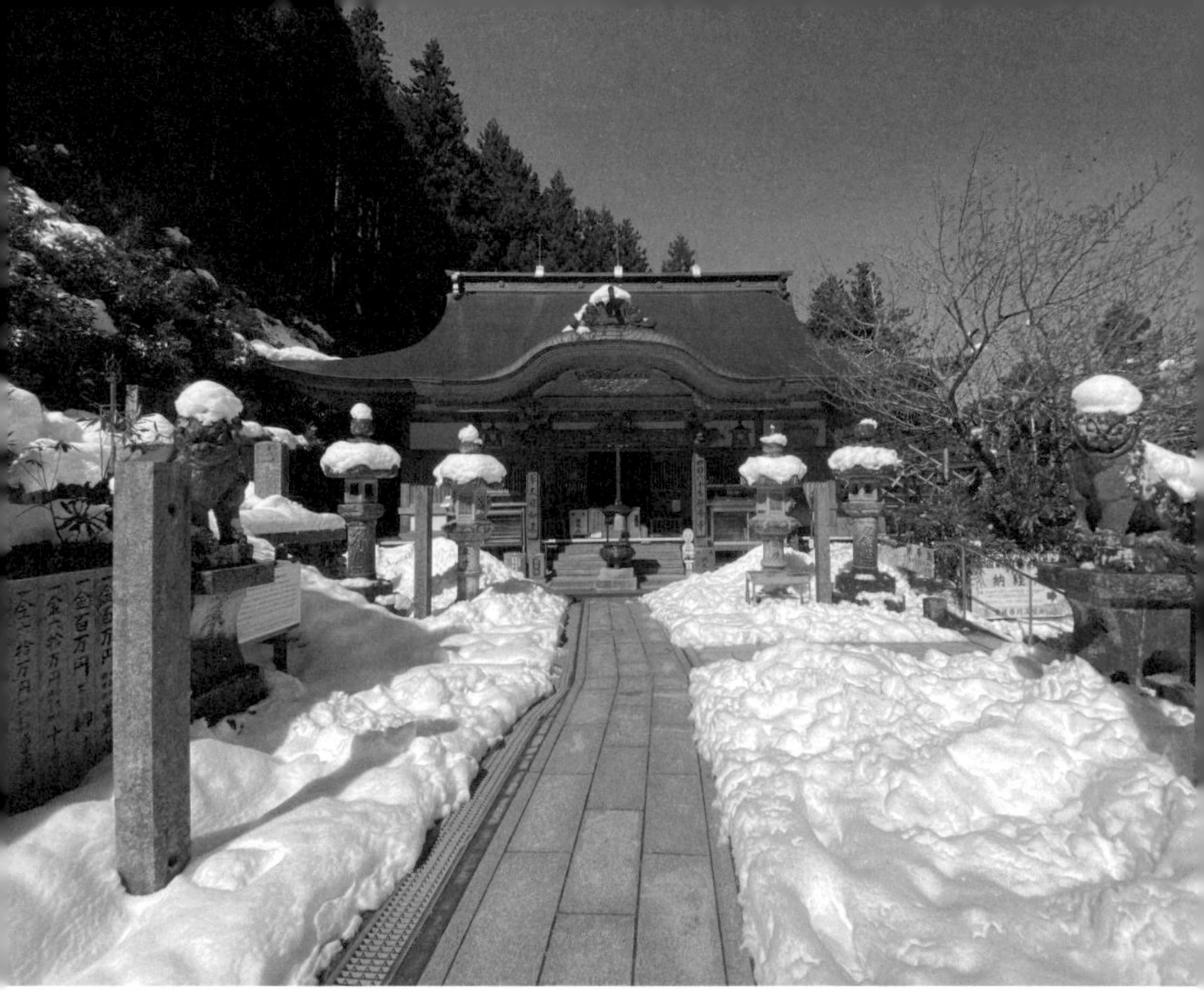

2020年4月　香川県　雪の横峰寺（第60番札所）

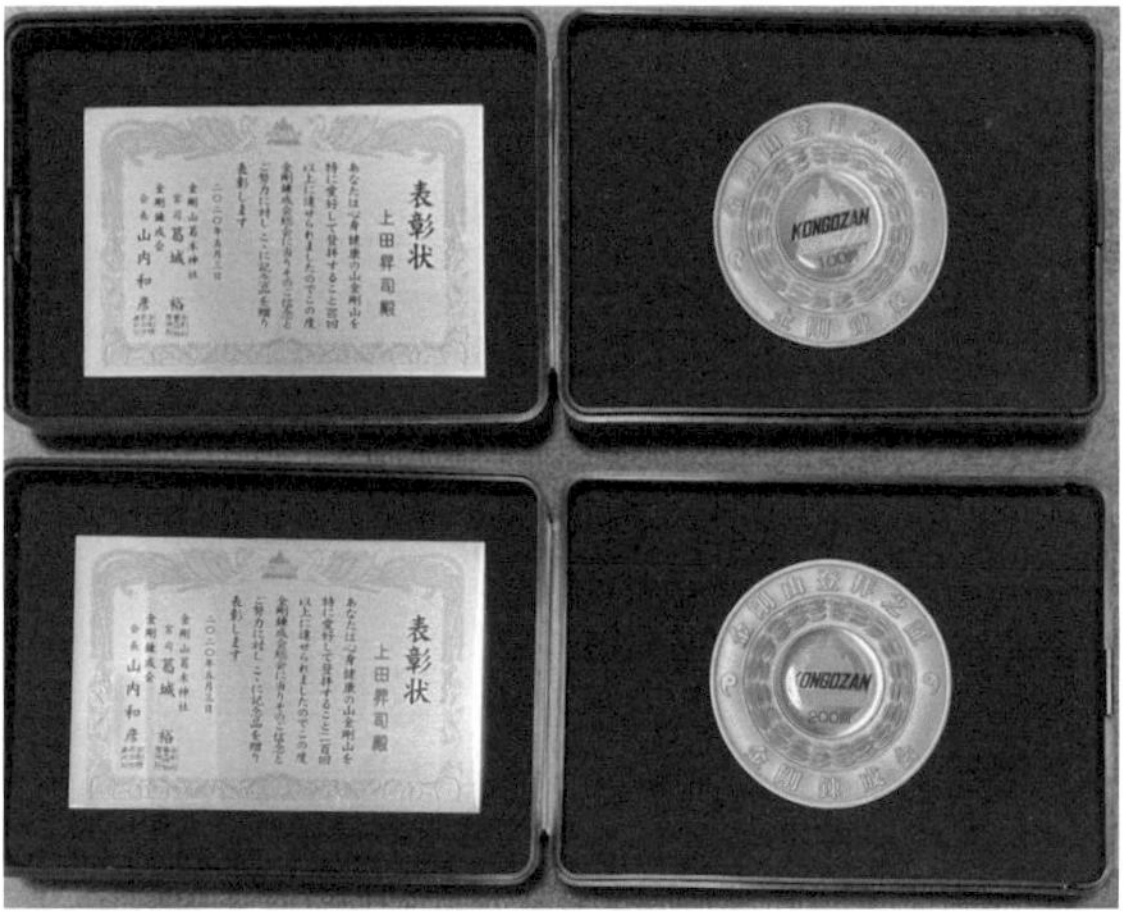

上　金剛山100回連続登頂記念メダル
下　金剛山200回連続登頂記念メダル

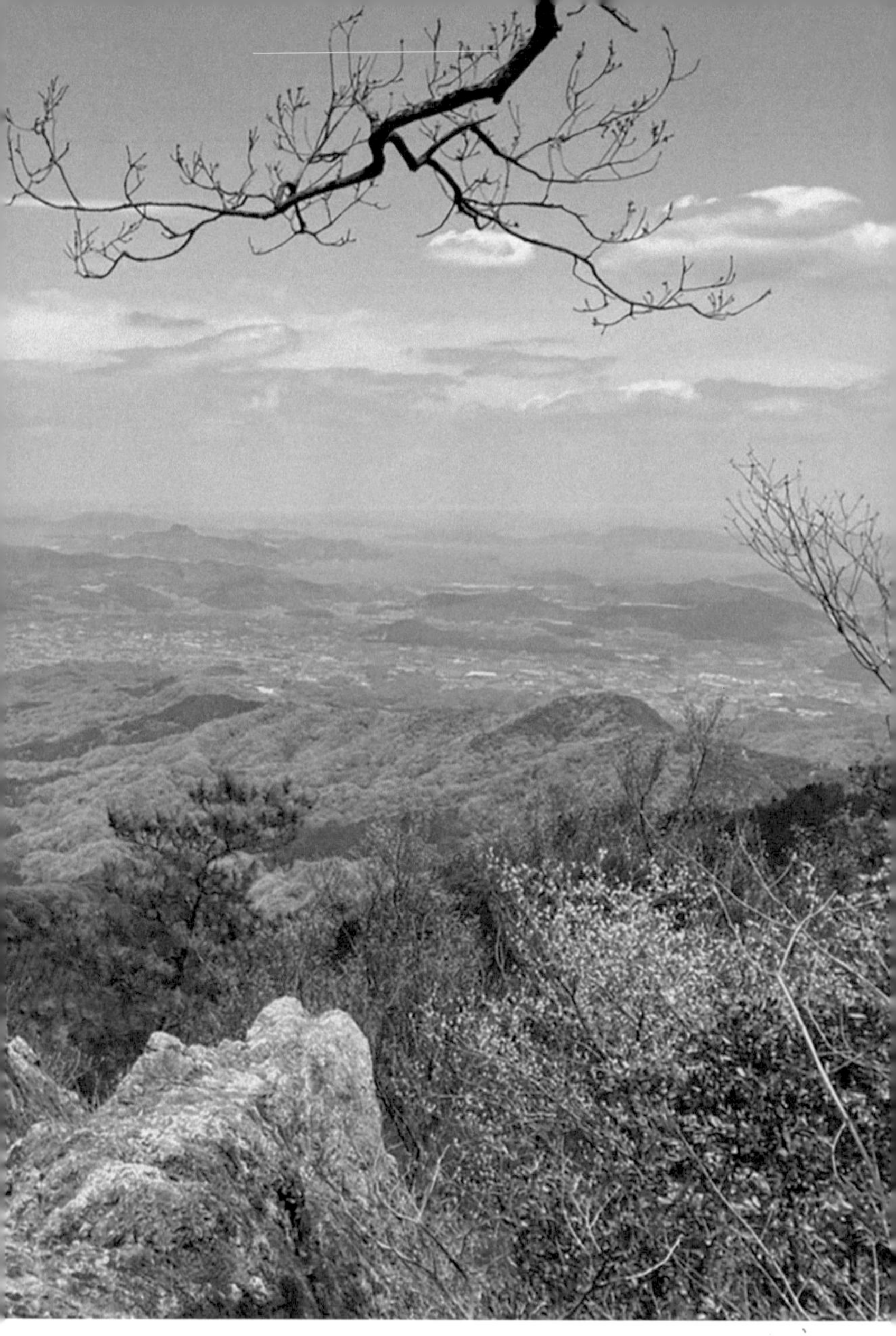

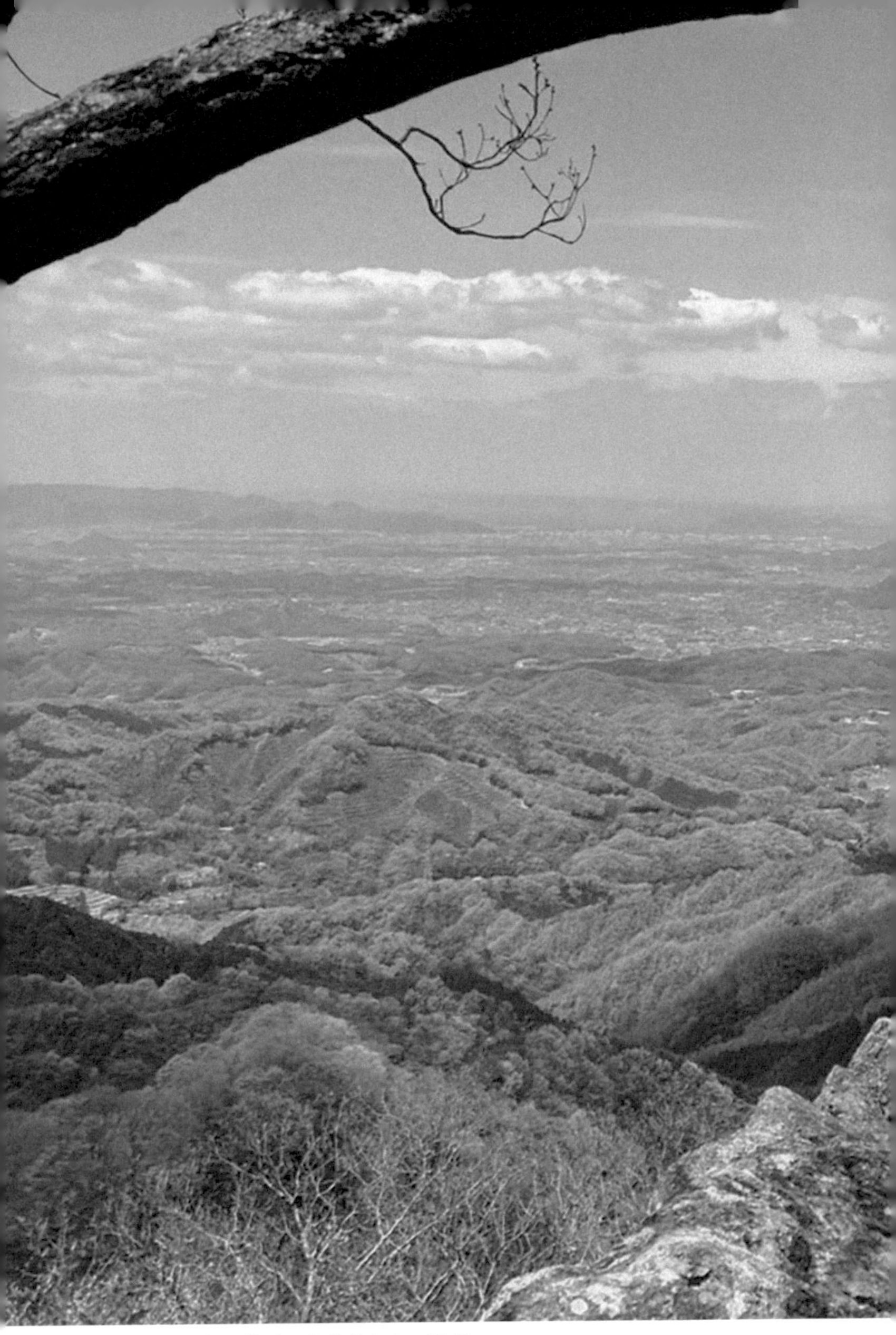

お遍路さん最後の難所、女体山からの眺望

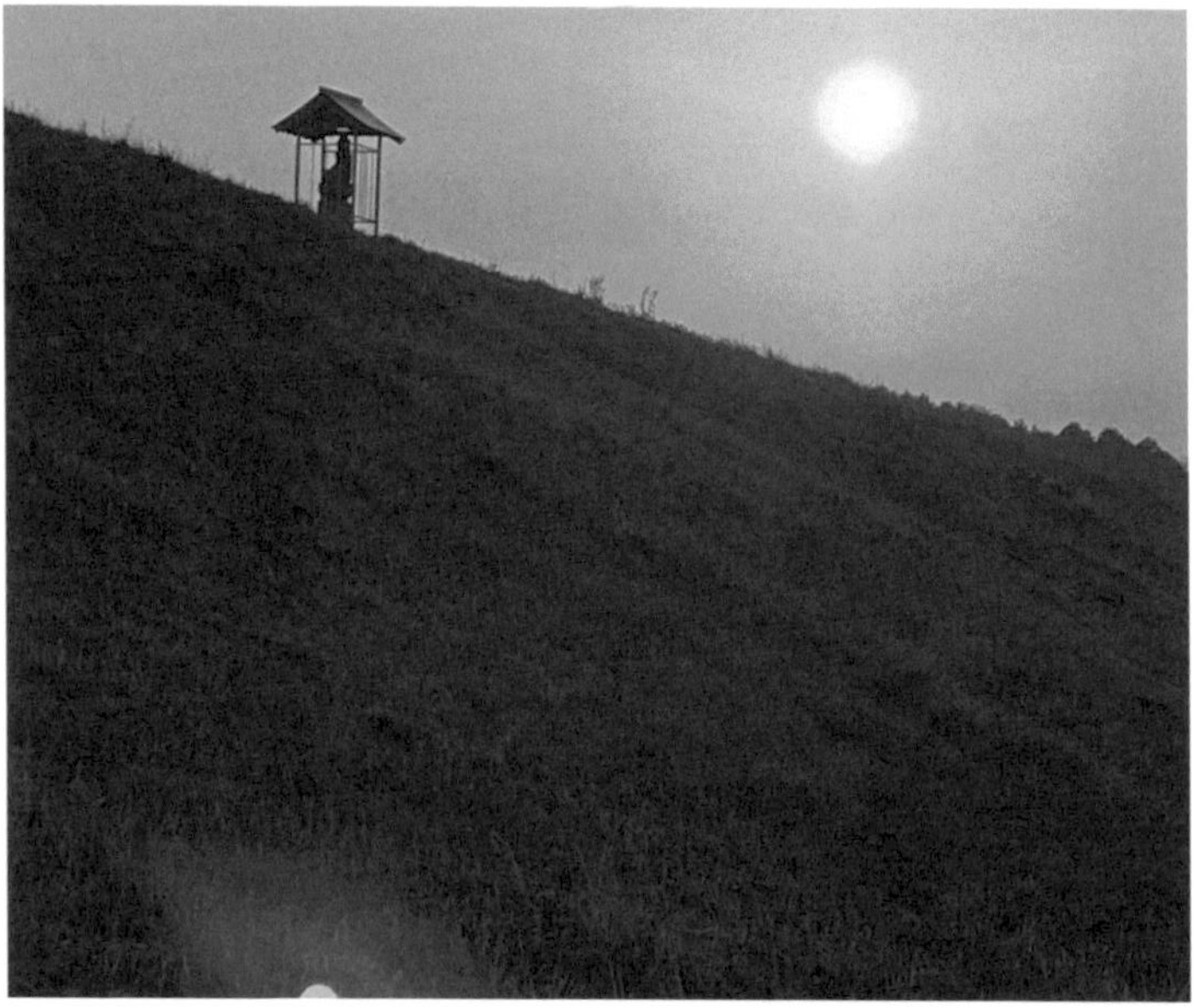

遍路道　夕日とお地蔵さん

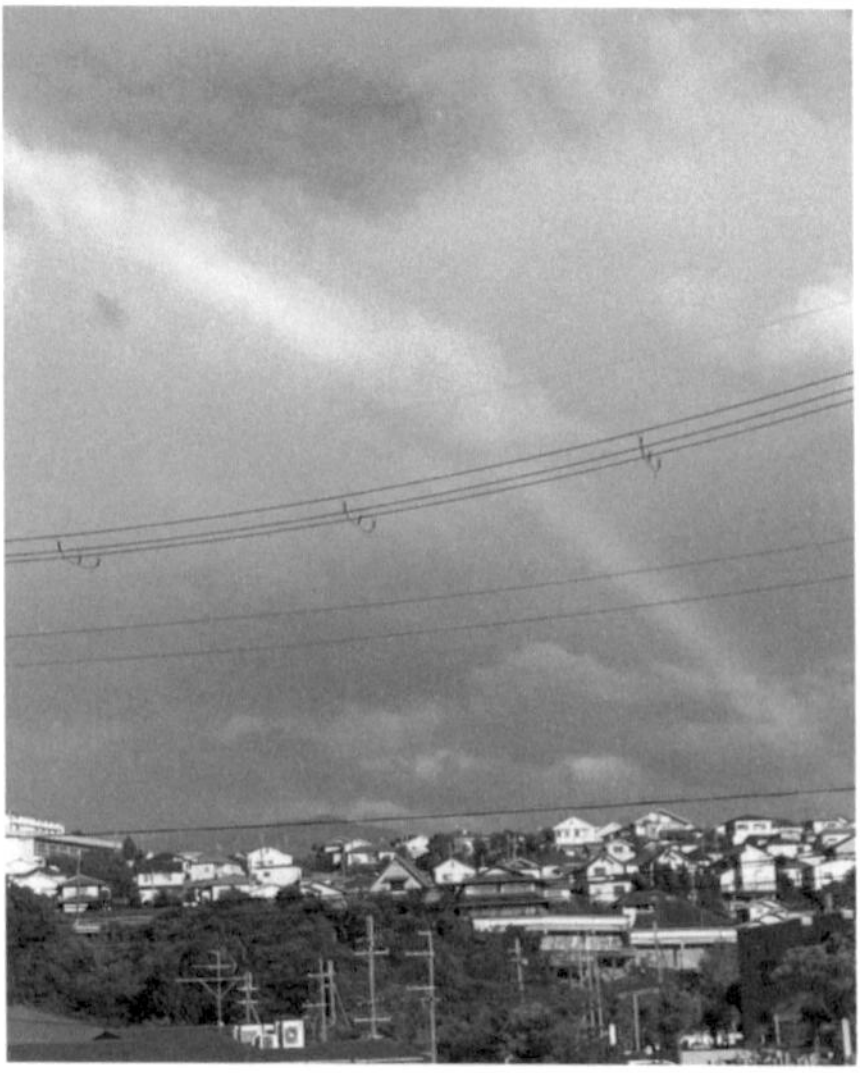

河内長野、引っ越しした日の空

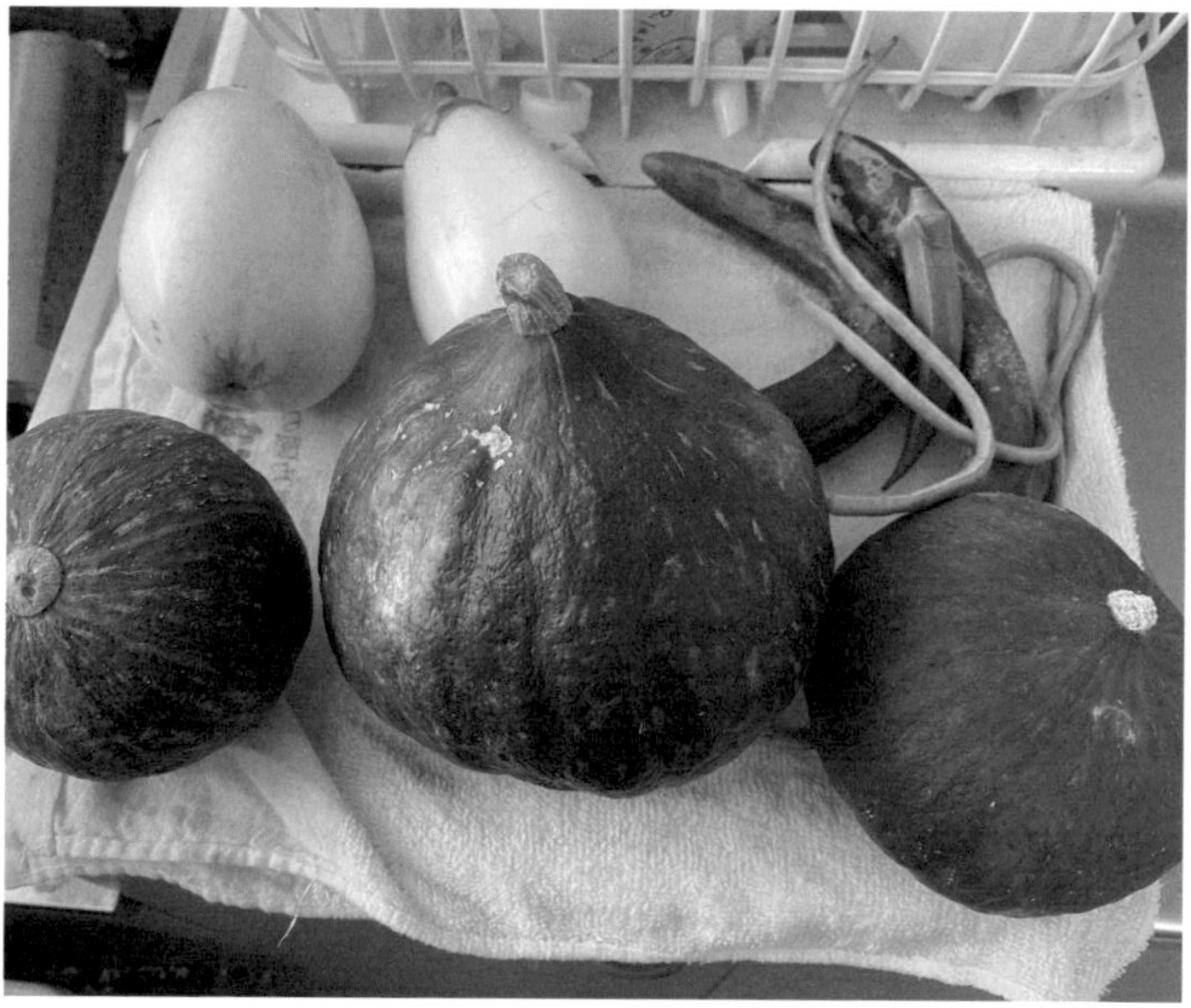

畑で取れた夏野菜

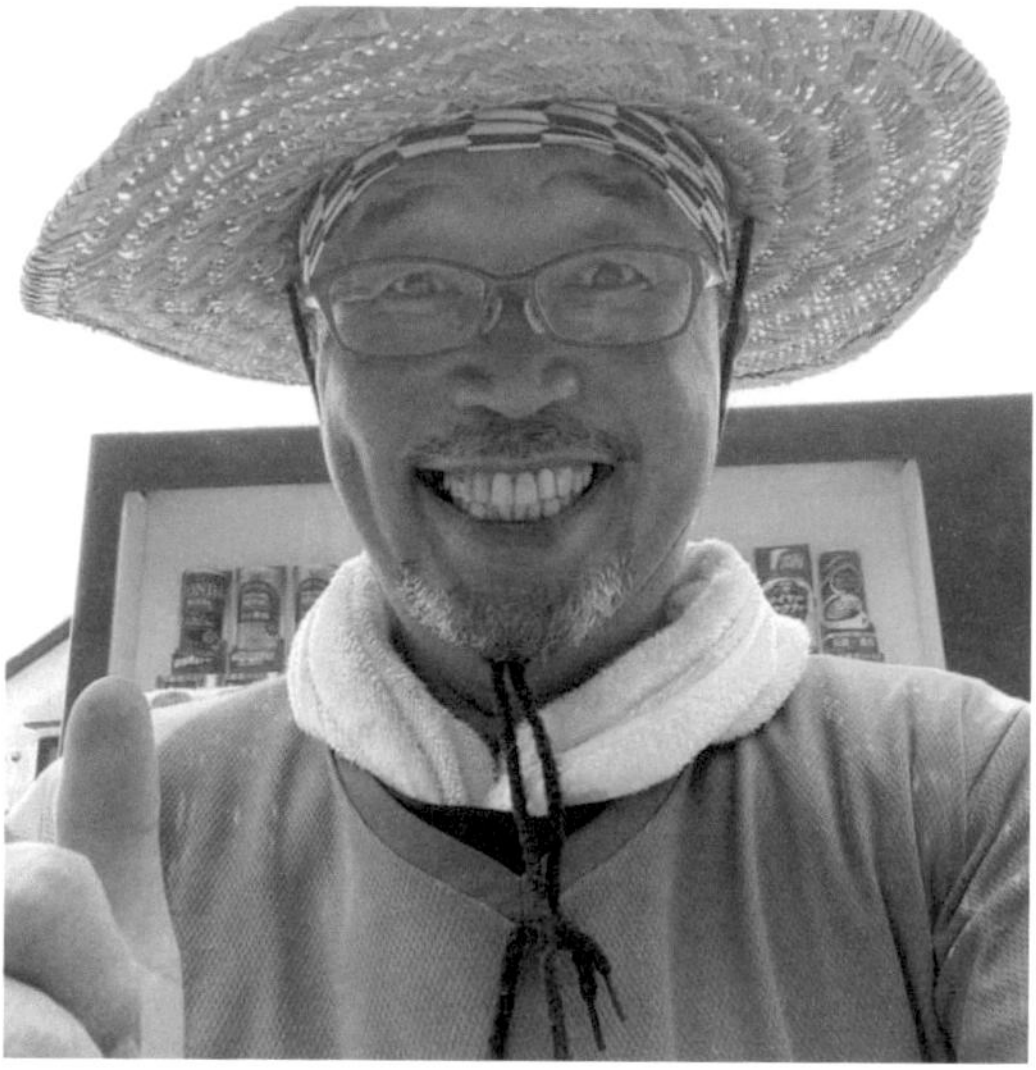

農作業を終えて一息ついたNickさん

登山《とざん》もお遍路《へんろ》も行《い》っちゃう

糖尿病《とうにょうびょう》おじさんのワクワク元《げん》気《き》法《ほう》

2021年2月22日　初版第1刷

著　者　上田昇司　谷川拓男

発行人　松崎義行

発　行　みらいパブリッシング

〒166-0003 東京都杉並区高円寺南4-26-12 福丸ビル6F
TEL 03-5913-8611　FAX 03-5913-8011
https://miraipub.jp　MAIL info@miraipub.jp

企　画　田中英子

編　集　岡田淑永　市川弘美

クデザイン　洪十六

発　売　星雲社（共同出版社・流通責任出版社）

〒112-0005 東京都文京区水道1-3-30
TEL 03-3868-3275　FAX 03-3868-6588

印刷・製本　株式会社上野印刷所

ISBN978-4-434-28577-6 C0095